Die Deutsche Bibliothek – CIP-Einheitsaufnahme

W. Otto, R. Neef, J.-H. Völpel,
L. Lindemann-Sperfeld, I. Marintschev:
Kurzes Repetitorium der Unfallchirurgie

Berlin: Pro BUSINESS 2002

ISBN 3-934529-78-X

1. Auflage 2002

Produktion und Herstellung: Pro BUSINESS GmbH
Gedruckt auf alterungsbeständigem Papier
Printed in Germany

Kurzes Repetitorium der Unfallchirurgie

W. Otto, R. Neef, J.-H. Völpel, L. Lindemann-Sperfeld, I. Marintschev

Universitätsklinik für Unfall- und Wiederherstellungschirurgie
der
Martin-Luther-Universität Halle-Wittenberg
an den
Berufsgenossenschaftlichen Kliniken
Bergmannstrost in Halle

Allgemeine Unfallchirurgie

Frakturheilung

<table>
<tr><td colspan="2"><u>primär (direkt, angiogen)</u>

Heilung ohne Callusbildung</td><td><u>sekundär (indirekt)</u>

Heilung mit Callusbildung

Frakturhämatom</td></tr>
<tr><td>Kontaktheilung:

· ohne zusätzliche Knochenneubildung
· Bruchspalt wird direkt von Osteonen durchbaut („Umbaueinheiten“)</td><td>Spaltheilung:

· Auffüllung minimaler Spalten mit Geflecht- / Faserknochen
· später Haversscher Umbau in Lamellenknochen</td><td>Bindegewebig- fibrocartilaginärer Callus (Faserknorpel)

Geflechtknochen (Fixationscallus)

Lamellenknochen unter funktioneller Belastung (Remodeling)</td></tr>
<tr><td colspan="2">Voraussetzung:

· genaue Reposition
· stabile Osteosynthese
· ausreichende Durchblutung der Fragmente
· (kein Infekt)</td><td>Voraussetzung :

· verbleibender Frakturspalt (>0,5mm)
· nur relative Ruhigstellung (Unruhe im Frakturgebiet)</td></tr>
</table>

„Brückenheilung“

- Kontaktzonen und schmale Spalten (bis 0,5 mm) werden primär / direkt überbrückt, Spalt von mehr als 0,5 mm wird nur bindegewebig überbrückt / ausgefüllt
  → Refrakturgefahr !
  Ursachen: inkorrekte Reposition, rigide Fixation

- deshalb : heute Tendenz zu elastischer Fixation mit Callusbildung dia- u. metaphysär, rigide Fixation epiphysärer Frakturen / Gelenkbrüche

a

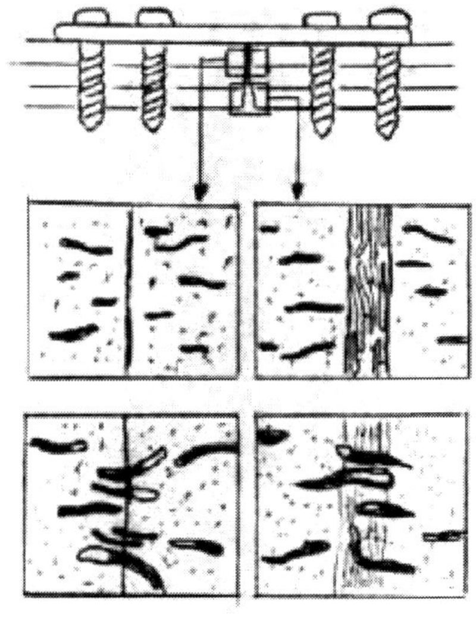

b c

Abb.1: a) direkte Frakturheilung unter stabiler Osteosynthese
b) Kontaktheilung
c) Spaltheilung

Frakturbehandlung

! möglichst schnelle und genaue Repostition
hinsichtlich Achse, Länge, Rotation, Gelenkflächen und Epiphysen!

konservativ- funktionell

möglich bei stabilen (eingestauchten) Frakturtypen und Frakturlokalisationen, an denen geringe anatomische Abweichungen tolerabel sind

- **Reposition** (sofern nötig und sinnvoll), ggf. kurzzeitige äußere Ruhigstellung zur Schmerzbehandlung, Abschwellung und Bildung eines bindegewebigen Fixationscallus

- **Retention** so früh wie möglich aufgeben, um Funktionseinbußen z.B. durch Gelenkkapselschrumpfung, Verklebung von Recessus, Muskelatrophie und -kontrakturen zu verhindern (7.- 10. Tag)

- Beispiele:
  - eingestauchte subcapitale Humerusfraktur mit intakter Gelenkfläche
  - eingestauchte mediale Schenkelhalsfraktur
  - stabile Wirbelkörperfraktur
  - vordere Beckenringfraktur

konservativ- immobilisierend

- **Reposition** unter Zug und Gegenzug, seitlichem Druck und Rotation (Nachvollziehen des Frakturmechanismus und danach entgegengesetzte Bewegung → „ genetische Reposition“ n. Böhler)

- Hindernisse: interponierte Weichteile oder organisiertes Hämatom (verspätete Reposition)

- Schmerzausschaltung und häufig auch Muskelrelaxation notwendig (Narkose, Leitungs-, Regional- oder Bruchspaltanästhesie)

- **Retention** durch:
  a) Gips- / Hartverband (beide benachbarte Gelenke einbeziehen; primär gespalten)
  b) Dauerzug
    - Heftpflaster,
    - K- Draht (gespannt, Bügel), Steinmann-Nagel

Vorteile:
- kein oder nur geringes zusätzliches Trauma
- stabile Konsolidierung über Callus

Nachteile:
- Entwicklung der „ **Frakturkrankheit**“:
  - Immobilisationsatrophie v. Muskeln, Knochen, Sehnen
  - Gelenkeinsteifung
  - höhere Incidenz von Thrombembolien u. arteriellen + venösen Durchblutungsstörungen
- Druckschädigungen an Nerven, Haut und sonstigen Weichteilen
- Gestörte Frakturheilung (verzögerte Frakturheilung, Pseudarthrose)

Gefahren:
- Überdistraktion → gestörte Heilung → Pseudarthrose
- Restdislokationen (Verkürzung, Achse, Rotation) ≙ Fehlstellung / Fehlheilung („Fractura male sanata“)
- Reflexdystrophie → Funktionsverlust

operativ

Möglichkeiten: - direkte / indirekte
- rigide / elastische
- anatomische / überbrückende
- invasive / minimalinvasive („biologische“) Techniken / Verfahren

Vorteile:
- genaue / adäquate Reposition
- frühzeitige Reduktion von Schock- oder Fettemboliegefahr
- Möglichkeit der Gefäß- und Nervenrekonstruktion

Nachteile:
- zusätzlicher iatrogener Gewebeschaden (begrenzt)
- Infektionsgefahr
- Pseudarthrose (dys- / atroph)
- Gefäß- und Nervenverletzungen (iatrogen)

Gefahren:
- Infektion (intra- / postoperativ)
- iatrogene Gefäß- und / oder Nervenläsionen

Zu beachten:
- allgemeine Kontraindikationen (Diabetes mellitus, mangelnde Compliance, Alkoholismus)
- gestörte Durchblutung
- lokales / generalisiertes Infektionsgeschehen / -erkrankung
- Dermatosen
- schwere (Reflex-) Dystrophie
- ! Wunsch und Wille des Patienten!

unterschiedliche Grade der postoperativen Stabilität

Belastungsstabil (Teil- / Vollbelastung)

	Indikationen
• Marknagel (Küntscher)	kurze Schräg- und Querfrakturen im mittleren Drittel von Femur und Tibia
• Gamma-Nagel, Proximaler Femurnagel (PFN), Dynamische Hüftschraube (DHS)	per- und subtrochantäre Femurfraktur
• Dynamische Condylenschraube (DCS)	distale Femurfrakturen
• Fixateur interne	Wirbelfrakturen
• Femurkopfprothese (bipolar) Totalendoprothese	mediale Schenkelhalsfraktur
• Verbundosteosynthese (Platte und Knochenzement)	pathologische Frakturen Osteoporose metastisierende Tumoren

Übungsstabil (aktive Physio- und Ergotherapie ohne Belastung)

	Indikationen
• Plattenosteosynthesen -gerade Platten -Formplatten (T-, L-, Winkelplatten etc.)	Schaftfrakturen (besonders am Unterarm) metaphysäre und Gelenkfrakturen (Abstützfunktion, evtl. mit Spongiosaplastik)
• Zuggurtung	unter Distraktion stehende Frakturen: Olecranon, Patella, Außenknöchel,Trochanter major
• Verriegelungsnagel	proximale oder distale Schaftfrakturen (außer Unterarm) Mehrfragment- o. Spiralfrakturen von Femur-, Tibia- und Humerusschaft
• Fixateur externe	offene Frakturen, infizierte Frakturen, „Problemfälle“
• Zugschrauben	kindliche Epiphysenfrakturen, apo- und metaphysäre Frakturen, u.U. kombiniert mit Neutralisationsplatte (Abstütz- / Antigleitplatte) oder protektivem Fixateur externe; kopferhaltende Versorgung der medialen Schenkelhalsfraktur
• Elastische Rundnägel: -Ender, Simon-Weidner -Prevot	pertrochantäre Femurfraktur (auslaufende Indikation) Schaftfrakturen am wachsenden Skelett

Adaptations- und lagerungsstabil (funktionelle und statische Belastung nicht möglich!)

	Indikationen
• Cerclage / Hemicerclage (Drahtumschlingung)	Schrägbrüche am Schaft (Ausnahmesituation), nicht mehr üblich / nötig!
• Spickdrahtosteosynthese	Fixation von kleinen Fragmenten metaphysär und articulär; axiale Schienung von (Metacarpale-) und Metatarsaleschaftbrüchen; distale Radiusfrakturen

Behandlungsindikation (allgemeine Übersicht)

Merke: Bei fast allen Frakturen ist eine operative Therapie unter funktionellen Indikationen möglich!

Konservativ	**Operativ**
Erwachsene	
alle stabilen Frakturen ohne Dislokation	- II°, III° offene, stark dislozierte, unbefriedigend reponierte u. nicht retinierbare Frakturen („renitente"), sowie Frakturen mit Gelenkbeteiligung und begleitenden Gefäß- und Nervenverletzungen, - Komfortindikationen
Frakturen am wachsenden Skelett	
dia- und metaphysär vor allem an der oberen Extremität	- offene Frakturen (II°, III°) - begleitende Gefäß-Nerven-Läsionen - dislozierte Gelenkfrakturen - proximale Femurfrakturen - Epiphysenfrakturen (Aitken II, III) - Bandausrisse am periepiphysären Ring - konservativ unbefriedigendes Früh- oder Spätergebnis („renitente Fraktur")

Tab. I: Behandlungsindikationen

AO- Klassifikation der Frakturen

(AO= Arbeitsgemeinschaft für Ostheosynthesefragen)

Diese Klassifikation erlaubt eine genaue Einteilung der Frakturen entsprechend der Lokalisation, dem Bruchlinienverlauf, der Beziehung der Fragmente zueinander und dem Schweregrad der knöchernen Verletzung. Damit bildet sie eine wichtige Entscheidungshilfe bei der Wahl der Behandlungsstrategie und erlaubt eine vergleichende Beurteilung (z. B. in Studien).
Diese übersichtliche Einteilung findet zunehmend auch im klinischen Alltag Verwendung.

Prinzipieller Aufbau am Beispiel der langen Röhrenknochen:

a) Knochen (Nummerierung)
b) Segment (proximal, diaphysär, distal, malleolar)
c) Typ → in Gelenknähe (A= extraarticulär, B= partiell articulär, C= articulär)
→ im Schaftbereich (A= einfache Fraktur, 2 Fragmente; B= Fraktur mit Biegungskeil, beide Hauptfragmente berühren sich; C= mehrere Fragmente, Hauptfragmente haben keinen direkten Kontakt)
d) Unterteilung in Gruppen und Untergruppen (1-3 in zunehmender Schwere der Verletzung), evtl. Zusatzklassifikatoren (a,b,.....)

Ähnliche Codierungen wurden auch für die Wirbelsäule,das Becken, die Hand, den Fuß und den Schädel konzipiert. Anatomisch bedingt sind diese nicht direkt der der langen Röhrenknochen analog und werden im jeweiligen Kapitel kurz umrissen.

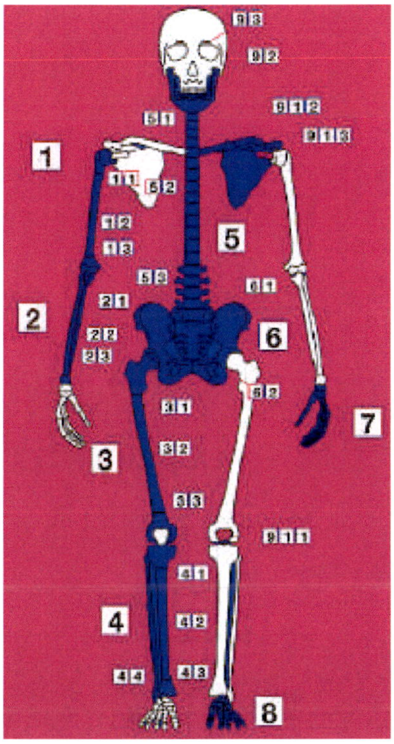

Abb.2: Klassifikationsschema der AO Skelettelemente (1-9) und Segmente

Knochen	Segment	—	Typ	Gruppe	Untergruppe
3	2	-	B	2	.1
Femur	Diaphyse	—	Keil-fraktur	Biegungs-keil	subtrochantär

Tab.II: Aufbau der AO- Klassifikation am Bsp. einer subtrochantären Femurfraktur mit Biegungskeil

Prinzipien der Klassifikation des Weichteilschadens

Ergänzend zu der Klassifikation der Frakturen wird von der AO eine detaillierte Klassifikation des Weichteilschadens vorgeschlagen. Es werden berücksichtigt:

- Hautverletzungen (Integument) mit (IO ≙ Integument open) und ohne (IC ≙ Integument closed) Freilegung des Knochens
- Muskel- und Sehnenverletzungen (MT ≙ musculo-tendineus)
- Neurovaskuläre Verletzungen (NV ≙ neuro- vascular)

Es werden 5 Schweregrade unterschieden:

- 1 Normalzustand
- 2 - 4 Zunehmende Schwere der Verletzung
- 5 Außergewöhnliches

Weichteilverletzungen bei geschlossener Fraktur (IC)

- IC1 Keine Hautverletzung
- IC 2 Kontusion ohne Hauteröffnung
- IC 3 Umschriebenes Decollement
- IC 4 Ausgedehntes, geschlossenes Decollement
- IC 5 Nekrose aufgrund tiefer Kontusion

Weichteilverletzungen mit Freilegung des Knochens (IO)

- IO 1 Hautdurchspießung von innen nach außen
- IO 2 Hautdurchspießung von außen < 5 cm mit kontusionierten Rändern
- IO 3 Hautläsion > 5 cm, umschriebenes Decollement mit Randkontusion
- IO 4 Hautverlust, tiefe Kontusion, Schürfung
- IO 5 Ausgedehntes Decollement

Muskel- und Sehnenverletzungen (MT)

- MT 1 Keine Verletzung
- MT 2 Umschriebene Muskelverletzung (auf eine Muskelgruppe beschränkt)
- MT 3 Ausgedehnte Muskelbeteiligung (in 2 oder mehr Muskelgruppen)
- MT 4 Ausriß oder Verlust ganzer Muskelgruppen, Sehnendurchtrennungen
- MT 5 Logen- oder Crushsyndrom

Neurovaskuläre Verletzungen (NV)

- NV 1 Keine Verletzung
- NV 2 Isolierte Nervenläsion
- NV 3 Umschriebene Gefäßverletzung
- NV 4 Kombinierte neurovaskuläre Verletzung
- NV 5 Subtotal- oder Totalamputation

Spezielle Unfallchirurgie

Claviculafrakturen (912.1-3 A-C)

Entstehung: überwiegend direkter Schlag oder Sturz auf das Schlüsselbein; ca. 70% der Frakturen betreffen das mittlere Drittel

Klinik: Schmerzen, evtl. Schwellung oder Hämatom, Fehlstellung möglicherweise sicht- und tastbar („Klaviertastenphänomen“ durch Zug des M. sternocleidomastoideus am medialen Fragment), Einschränkung der Beweglichkeit im Schultergürtel

Diagnostik: Röntgen der Clavicula mit angrenzendem Schultergelenk in 2 Ebenen; Prüfen von Durchblutung und Sensibilität (mögliche Verletzung A. / V. subclavia oder des Plexus brachialis); Kompromittierung / drohende Durchspießung der Haut durch ein Fragment ?

Therapie :

konservativ: Rucksackverband für 3-4(-6) Wochen

Indikationen:

→ Großteil der Frakturen im mittleren Drittel mit geringer bis mäßiger Dislokation
→ keine Gefäß- oder Nervenbeteiligung

operativ: Versorgung mit Plattenosteosynthese (3,5mm Rekonstruktionsplatte) oder Zuggurtungsosteosythese (periphere Frakturen)

Indikationen:

→ offene Frakturen (selten!)
→ Gefäß- und Nervenverletzungen
→ Frakturen im lateralen Drittel bei Dislokation (Schultereckgelenk-Komplex!)
→ drohende Weichteildurchspießung von innen
→ grobe Dislokation durch Muskelzug des M.sternocleidomastoideus
→ sekundär bei Pseudarthrosen

Die sehr seltenen medialen / parasternalen (Gelenk-) Frakturen werden bei grober Dislokation, Instabilität oder Gelenkbeteiligung operativ behandelt.

Scapulafrakturen (AO 913 A-C)

Entstehung: direktes Trauma durch Schlag / Sturz

Klinik: Schmerzen, oft Schonhaltung des Armes, evtl. Prellmarke über dem Schulterblatt

Diagnostik: Röntgen der Scapula a.p. und seitlich (sog. „Mercedessternaufnahme“)
Klassifikation nach Habermeyer:
Gruppe A → Corpus- u. Fortsatzfrakturen
Gruppe B → Collumfrakturen
Gruppe C → Gelenkfrakturen

Therapie:

konservativ: Gilchristverband für 7- 10 Tage, Analgetika, Kühlung

Indikationen:

- Frakturen des Corpus , da ein straffes musculäres Polster vorhanden ist
  Ausnahme: extreme Dislokation, Störung der thoracoscapulären Gleitfläche (blutige Reposition mit Muskelnähten, evtl. Fragmentexstirpation)

operativ: Schrauben- und / oder Plattenosteosynthese

Indikationen:

- Frakturen des Processus coracoideus, der Spina, des Collum und des Acromion bei grober Dislokation
- alle verschobenen Gelenkfrakturen
- Kombinationsverletzungen im Sinne einer „floating shoulder“ auch ohne direkte Beteiligung des Glenoids (zur Stabilisierung genügt meist die Versorgung der Clavicula)

Proximale Humerusfrakturen (AO 11 A-C)

Typische Fraktur des alten Menschen, jedoch in jedem Alter vorkommend.

Entstehung:	häufig durch Sturz auf die Schulter (direkte Gewalt), den Ellenbogen oder die Hand	
Formen:	Abduktions- und Adduktionsfrakturen, Abrißfrakturen des Tuberculum majus, 3-, 4- u. Mehrfragmentbrüche, Kompressionsfrakturen, Frakturen mit proximaler Dislokation des Schaftes, Luxationsfrakturen	
Klinik:	Schmerz, Bewegungseinschränkung, Hämatom, sichtbare Deformation	
Diagnostik:	Untersuchung:	schmerzhafte Bewegungseinschränkung, Verstreichen der Schulterkontur
	Röntgen:	Schultergelenk mit Oberarm a.p. + 2 Schrägaufnahmen
Therapie:		
	konservativ-funktionell:	stabile Frakturen, subcapital, kurze Ruhigstellung (7-10 d) z.B. i.S. Poelchen's
	konservativ:	nicht dislozierte oder nach Reposition stabile Frakturen mit Schulterbandage oder Desault- Verband / -Gips; evtl.Thoraxabduktionsgips (bei Adduktionstendenz)
	operativ:	bei instabilen oder renitenten Frakturen und knöchernen Muskelausrissen (disloziert), Drei- und Mehrfragmentfrakturen sowie Luxationsfrakturen (Schraubenosteosynthese, Zuggurtungsosteosynthese, K- Drahtspickung, Platte, Verriegelungsnagel)
		Ggf. primärer prothetischer Ersatz (Mehrfragmentbrüche, v.a. bei avasculärem Calottenfragment) !

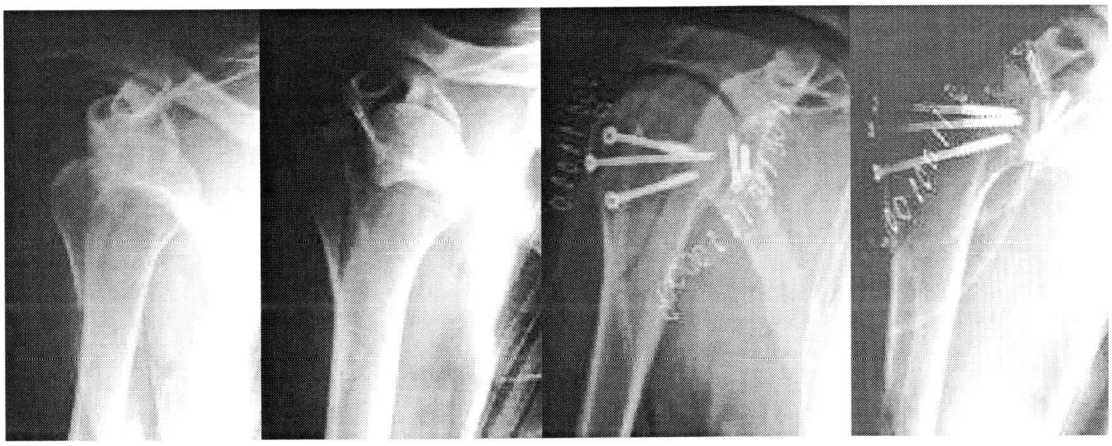

Abb.3: Traumatische Schulterluxation rechts mit Tuberculum-majus-Fraktur und Pfannenrandfraktur (AO 11 A1) mit blutiger Reposition und Schraubenosteosynthese

<u>Humerusschaftfrakturen</u> (AO 12 A-C)

Entstehung:	direkte oder indirekte Gewalteinwirkung
Klinik:	Gebrauchsunfähigkeit des Armes, Schmerz, atypische Beweglichkeit / Instabilität u.U. sensorische und motorische Paresen des N. radialis (ca. 10%) / N.ulnaris / N.medianus (selten)
Diagnostik:	Untersuchung: Schwellung, Fehlstellung, abnorme Beweglichkeit, Crepitation? Beachte! Sensibilität und Motorik prüfen → Nervenläsion? periphere Pulse prüfen→ Gefäßläsion?
	Röntgen: Oberarm in 2 Ebenen (evtl. a.p. +2x schräg)

Therapie:

konservativ: lange Schrägfrakturen, Spiralfrakturen, 3- und Mehrfragmentfrakturen →Gipsverband nach Böhler mit Schulterkappe und Ellenbogeneinschluß Desaultverband für 1- 3 Wochen, dann Sarmiento- Brace bis 6. / 8. Woche

operativ: <u>sofort</u> bei offenen Frakturen, bei nach Reposition auftretender Radialislähmung, bei A. brachialis- Läsion, bei Polytrauma

<u>primär-aufgeschoben</u> bei irreponiblen Frakturen, kurzen Schräg- und Querfrakturen

<u>elektiv</u> bei verzögerter Frakturheilung und Pseudarthrose, irreversibler primärer Radialisparese (6-8 Wo. ohne Restitutionszeichen) →Plattenosteosynthese, intramedulläre Verriegelungsnagelung (z.B. unaufgebohrter Humerusnagel→ UHN), Fixateur externe

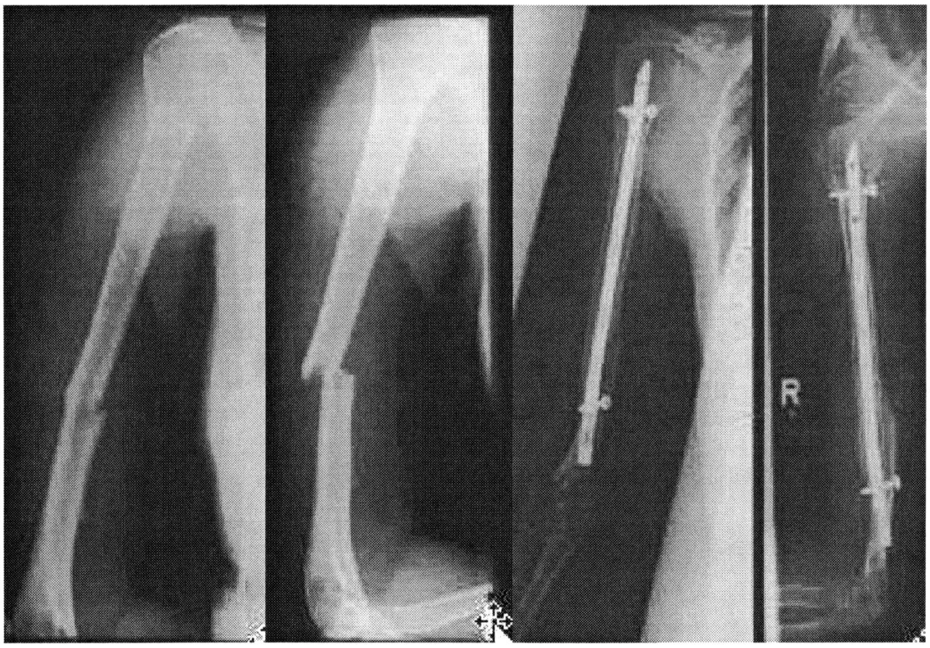

Abb.4: Humerusschaftfraktur (AO 12 B 2) mit retrograder Marknagelung und statischer Verriegelung

<u>**Frakturen des distalen Humerus**</u> <u>(AO 13 A-C)</u>

Ursache: direktes Trauma / Sturz auf die Hand

Symptome: Schmerzen, Schwellung, Fehlstellung, abnorme Beweglichkeit / Instabilität, eingeschränkte / aufgehobene Gebrauchsfähigkeit

Diagnostik: Röntgen des Ellenbogens mit Oberarm in 2 Ebenen

Formen:

1. extraarticuläre Frakturen **(13A)**
   a) supracondyläre Frakturen
   b) Abbruch / Abriß der Epicondylen

2. intraarticuläre monocondyläre Frakturen **(13B)**
   c) Abbruch der Condylen ulnar / radial
   d) Fraktur des Capitulum humeri

3. intraarticuläre bicondyläre komplexe Frakturen **(13C)**
   „ trans- und supracondyläre Frakturen"

Therapie:

- bei Dislokationen und Gelenkflächenbeteiligung offene Reposition mit Schrauben- und Plattenosteosynthese
- bei guter Stellung (nach Reposition) und erhöhtem Operations-risiko (sehr alte, polymorbide Patienten) minimalinvasiv mit percutaner Kirschnerdraht-Spickung+ Oberarm (OA)- Hartverband
- konservativ nur bei unverschobenen stabilen (Funktionskontrolle unter Bildwandler !) per- u. supracondylären Frakturen
- kindliche Frakturen s. S. 47

Komplikationen + mögliche Spätschäden: Bewegungseinschränkungen im Ellenbogengelenk, Läsionen der Nn.ulnaris, radialis, medianus und der A. cubitalis; periarticuläre Ossifikationen

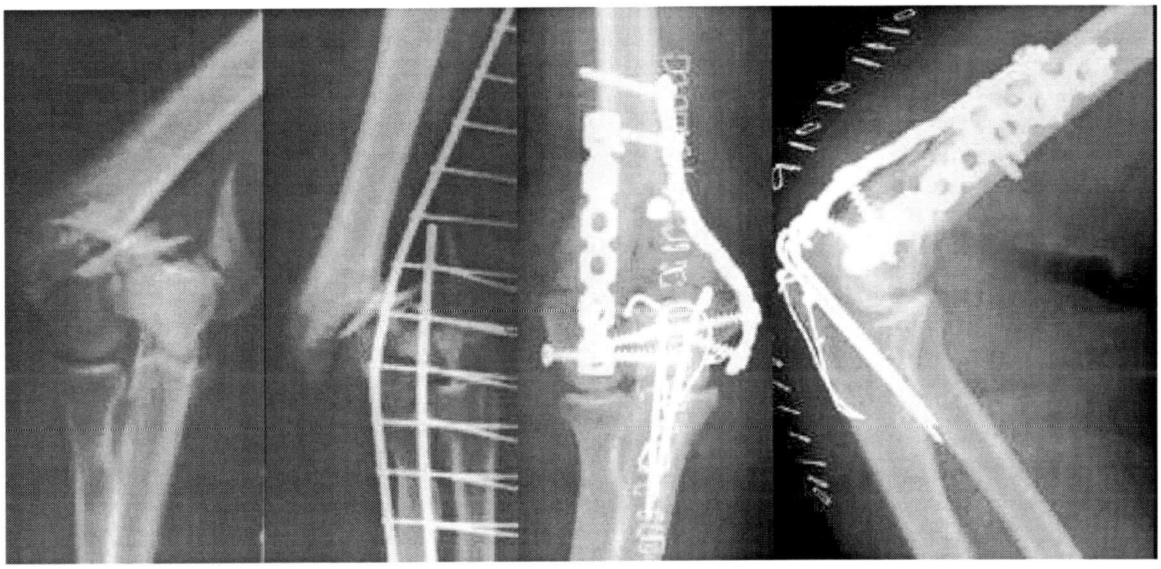

Abb.5: trans- u. supracondyläre Humerusfraktur (AO 13 C3) mit Stabilisierung durch Platten-osteosynthese (die Platten stehen zueinander rechtwinklig), Versorgung der zugangsbedingten Olecranonosteotomie mit einer Zuggurtung)

Olecranonfrakturen (AO 21 A1+B1+B3+C1-3)

- fast immer intraarticuläre Fraktur, nicht selten offen, knöcherner Abriß der Tricepssehne mögl. → dann extraarticulär (AO 21 A1) !
- fast immer disloziert (cum distractione), Delle tastbar, aktive Streckung unmöglich!

Ursache:	Sturz auf gebeugten Ellenbogen, massive Überstreckung Kombinationen mit Frakturen am proximalen Radius kommen vor (AO 21 B3+C1-C3) ! Bei Therapie zu beachten!
Diagnostik:	Röntgen: Ellbogen mit prox. Unterarm in 2 Ebenen
Therapie:	Draht-Zuggurtung, bei Trümmerfraktur evtl. Plattenosteosynthese; Kombinationen mit Zugschrauben möglich
Komplikationen :	Nervenverletzung (N. ulnaris) !
Gefahr:	zu enge Ellenzange, Gelenkflächenkontakt d. Implantate (Drähte, Schrauben)
Spätfolgen:	Arthrose (eher selten)

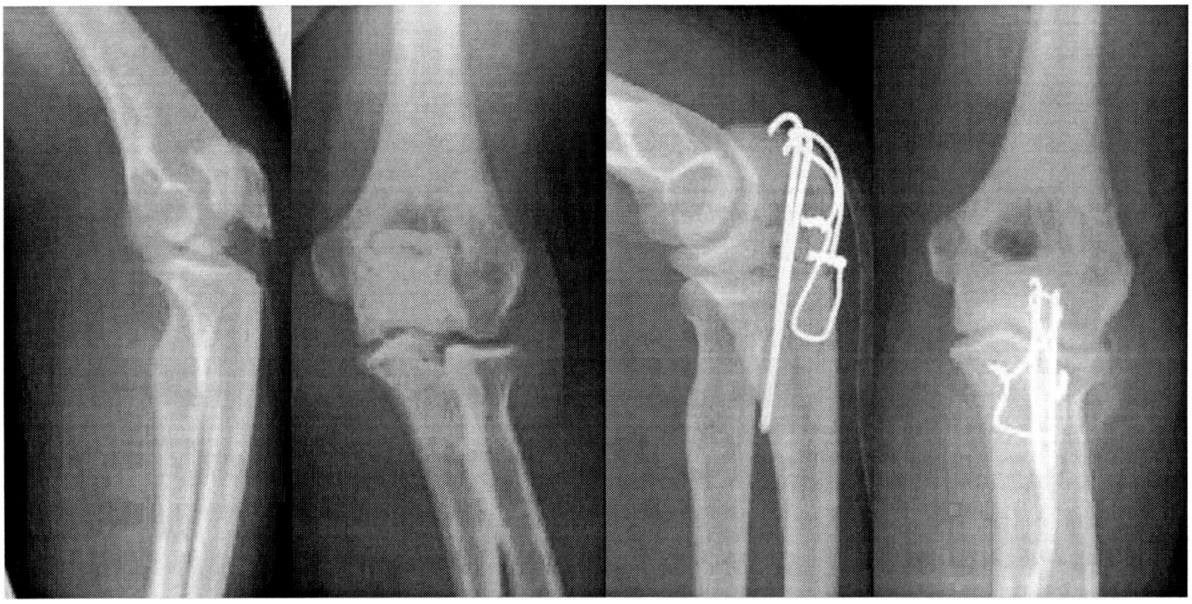

Abb.6: Zuggurtungsostheosynthese einer dislozierten Olecranonfraktur (AO 21 B1)

<u>**Unterarmschaftfrakturen**</u> <u>(AO 22 A-C)</u>

besonderer funktioneller Wert des Unterarmes → Gleichstellung mit Gelenkfrakturen

Ursache:	direkte Krafteinwirkung (Parierverletzung, Sturz oder Schlag auf scharfe Kante) oder Hebelkräfte
Symptome:	bei isolierter Fraktur von Ulna <u>oder</u> Radius → oft nur Schmerz, v.a. bei Umwendebewegungen bei (kompletter) UA- Fraktur abnorme Beweglichkeit mit Einschränkung von Pro- und Supination
Diagnostik:	Röntgen in 2 Ebenen
Therapie:	beim Kind mehrheitlich konservativ mit Reposition(!) und OA- Hartverband, Prevot- Nagelung nimmt zu; sonst Plattenosteosynthese (KFI), u.U. primäre Spongiosaplastik
Komplikationen:	Synostose durch Brückencallus, Pseudarthrose, Verletzung d. Ramus profundus n. radialis (intraoperativ- iatrogen)!

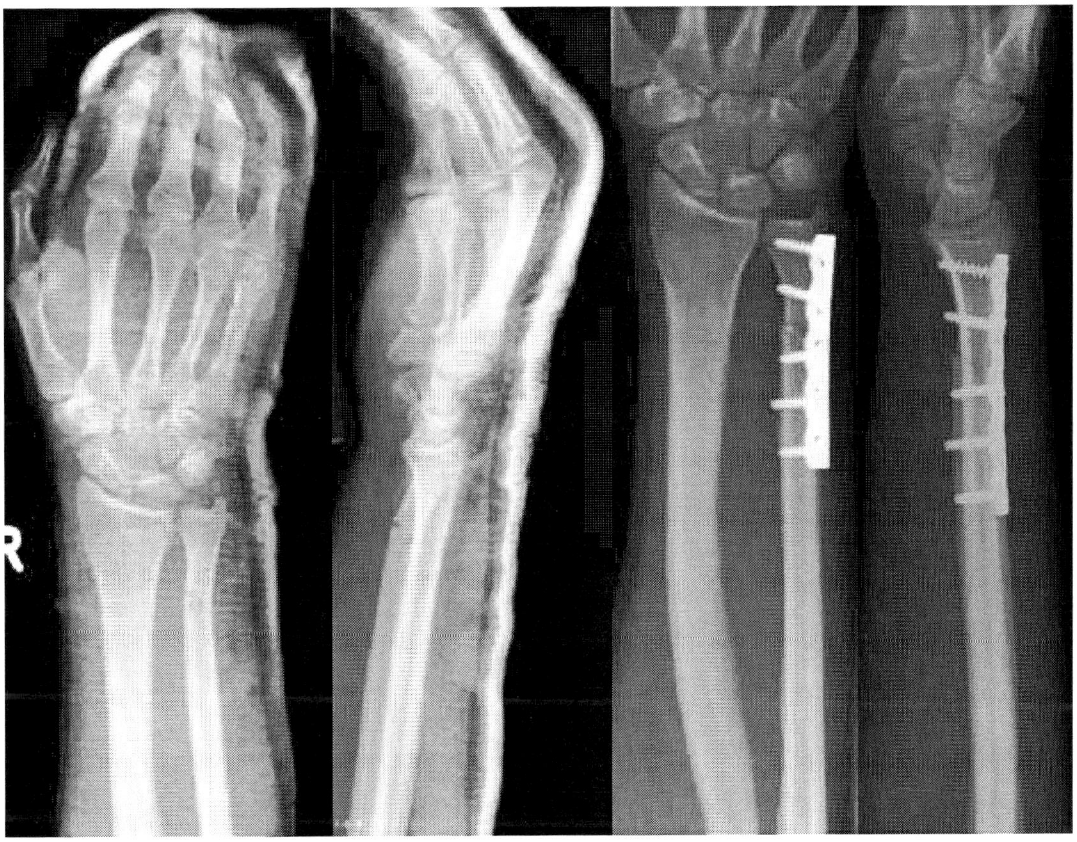

Abb.7: distale Ulnafraktur (AO 22 A1); Erstversorgung im Gipsverband, primäre Plattenosteosynthese

Sonderformen

Monteggia-Fraktur (AO 22 A1 / B1)

Definition:
- isolierte Fraktur der Ulna im prox.oder mittl. Drittel mit gleichzeitiger Luxation des Radiusköpfchens

häufige Begleitverletzungen:

- Radiusköpfchenfraktur
- Riß d. Membrana interossea
- Riß d. Lig. anulare

Therapie:

- exakte Reposition und Plattenostheosynthese der Ulna;
- bestehende Radiusköpfchenluxation reponiert sich spontan,
- zusätzlich kurzdauernd schützende OA- Longuette (max. 3 Wochen)

Galeazzi-Fraktur (AO 22 A2 / B2)

Definition:
- Radiusschaftfraktur mit Luxation d. Ulnaköpfchens (Sprengung des distalen Radioulnargelenkes)

häufige Begleitverletzungen:

- Fraktur des Processus styloideus ulnae
- Ruptur des triangularen fibrocartilaginären Komplexes (TFCC)

Therapie:

- Plattenosteosynthese des Radius
+ Bandnaht / Refixation des Proc. styl. ulnae,
+ ggf. OA- Hartverband für 3 Wochen in mittlerer Funktionsstellung

isolierte Subluxation d. Radiusköpfchens Chassaignac
(Kinder 3- 6 Jahre)

- plötzlicher Zug am gestrecktem Arm mit Rotation (Festhalten eines stolpernden Kindes)
- „Pronation douloureuse“ (Schonhaltung)
- im Röntgenbild keine Veränderung sichtbar!

Therapie: gleichzeitige Supination der Hand und Beugung des Ellenbogengelenkes unter Längszug, evtl. kurzdauernde Immobilisierung (2-3 Tage) in OA- Longuette

distale Radiusfrakturen (AO 23 A-C)

~~Zweit~~häufigste Fraktur des Menschen (10-15%) !
Oft begleitet vom Abriß des Proc. styloideus ulnae.

Extensionstyp	Flexionstyp
Colles-fracture	Smith-Goyrand-fracture
- häufigste Radiusfraktur Sturz auf Handfläche / dorsalextendierte Hand	- selten (5-10%) - Sturz bei volar flektierter Hand oder axiale Stauchung mit volarer Schubkomponente

Symptome: Achsenstoßschmerz; geschwollenes und druckschmerzhaftes Handgelenk in Fehlstellung („Gabelrücken- / Bajonettfehlstellung“)

Diagnostik: Röntgen: Handgelenk mit distalem UA in 2 Ebenen
Beachte / prüfe Medianusfunktion !

Therapieziele: Wiederherstellung der Gelenkfläche mit physiologischen Neigungen (Abb.8), der Länge und des distalen Radioulnargelenkes (TFCC) sowie der normalen Handgelenks- und Umwendefunktion

Therapie:

- Reposition mittels „Mädchenfängern“ und Gegenzug am Oberarm sowie Druck auf die Fragmente
- Retention durch gespaltenen Unterarmgips / -Hartverband (primär nicht dislozierte u. stabile Frakturen nach Reposition)
- immer häufiger (bei Gefahr d. Abgleitens d. Fragmente oder Beteiligung der Gelenkflächen): Kirschnerdrahtosteosynthese (verschiedene technische Varianten) i.S. des minimalinvasiven Vorgehens
- Plattenosteosynthese mit Kleinfragmentinstrumentarium (KFI) vor allem bei Flexionsfrakturen, selten nur noch bei Extensionsfrakturen, Trend zu winkelstabilen Platten / internen Fixateuren
- Fixateur externe bei Problemsituationen (Trümmerfraktur, offene Fraktur, Polytrauma)
- Kombinationen „minimalinvasiver“ Verfahren (percutan, K-Drähte, Schrauben, Fixateur externe)

Komplikationen / Spätschäden:

- M. Sudeck (s. S.54), Verletzung N. medianus, Karpaltunnelsyndrom,
- Arthrose, sekundäre Strecksehnenruptur

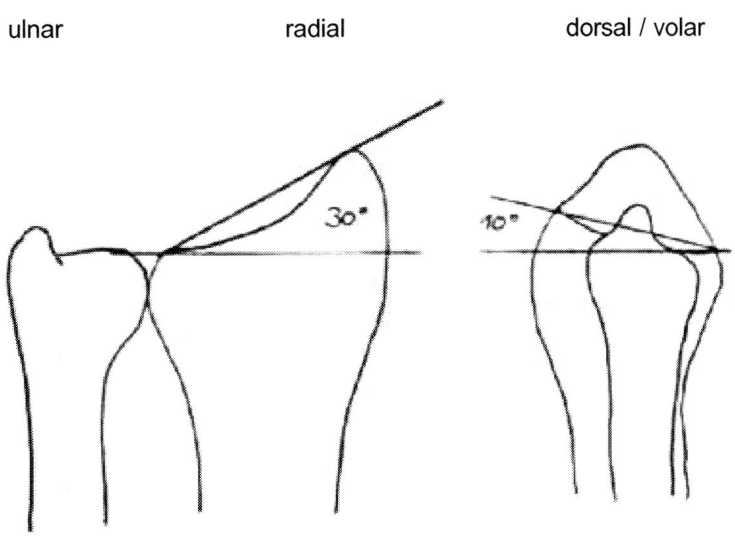

Abb.8: Anatomische Gelenkflächenwinkel am Handgelenk

Scaphoidfrakturen (AO 761.1-3 A-C)

zweithäufigste Fraktur an Unterarm und Hand, leicht zu übersehen, da primär oft nur Fissur bzw. nicht disloziert

Entstehung: Sturz auf die dorsalextendierte Hand, Anprall gegen abwehrende Hand (Torwart !)

Klinik: Schwellung, schmerzhafte Funktionseinschränkung

Diagnostik: Untersuchung: meist nur diskrete Schwellung, Druckschmerz über der Tabatière, Daumenstauchungsschmerz
Röntgen in 2 Ebenen mit eingeschlagenen Langfingern, zusätzlich „Kahnbeinserie"
Merke: Negativer Röntgenbefund am Unfalltag schließt Scaphoidfraktur nicht aus, Röntgenkontrolle am 10. Tag, sofort wie Fraktur behandeln !!

Einteilung: nach Verlauf der Bruchlinie: Querfraktur, horizontale Schrägfraktur, vertikale Schrägfraktur, Stück- und Trümmerfraktur

nach der Lokalisation: distale Fraktur, mittleres Drittel, proximales Drittel

Allgemeine Problematik: Die Vaskularisation des prox. Fragmentes ist bei Fraktur aufgehoben / erheblich gestört !

Therapie: konservativ: unverschobene Frakturen → Immobilisation für 8-16 Wochen; früher im OA - Faustgips oder im modifizierten Faustgips, jetzt im „Scaphoidgips" (schließt Daumengrundgelenk mit ein), in den ersten 6 Wochen Gips bis zum Oberarm, monatlicher Gipswechsel, Röntgenkontrolle

operativ: verschobene Frakturen, klaffender Frakturspalt → Verschraubung, Spongiosaplastik nach Matti- Russe bei Pseudarthrose

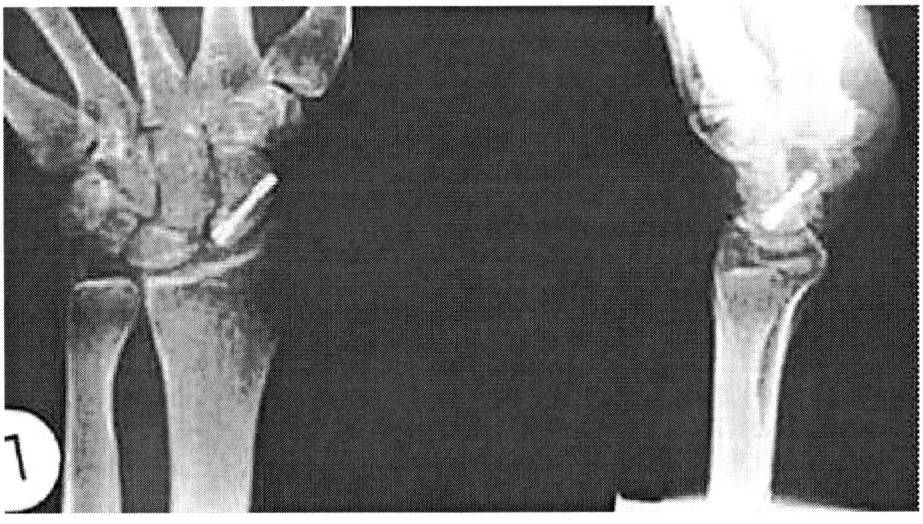

Abb.9: Osteosynthese einer Scaphoidfraktur (AO 761.2 B1) mit Herbertschraube

Rippenfrakturen

Ursache:

- direkte Gewalteinwirkung oder Deformierung des gesamten Thorax (an der Stelle der stärksten Biegebelastung)

Formen:

- einfache Rippenfraktur = eine Fraktur einer Rippe
- Rippenserienfraktur = Frakturen von mind. 3 Rippen
- Rippenstückfraktur = Zwei- bis Mehrfachfraktur einer Rippe
- Rippenserienstückfraktur = Thoraxwandfenster

Symptome / Komplikationen:

- instabiler Brustkorb mit paradoxer Atmung („Brustwand- / Mediastinalflattern") → resp. Insuffizienz
- Schmerzen → Schonhaltung und -atmung
  → Sekretverhalt
  → Pneumonie

- Pneumo-, Hämato- oder Hämatopneumothorax

Begleitverletzungen:

a) Lungenkontusion oder –parenchymverletzung
b) Contusio cordis
c) Milzruptur (bei caudalen linksseitigen Frakturen Sonographie obligat!)
d) Leberruptur
e) Zwerchfellruptur
f) Sternumfraktur

Therapie:

· bei nicht dislozierten Frakturen ohne respiratorische Insuffizienz: symptomatisch (Analgesie)
· bei (Spannungs-) Pneumothorax u. Hämatopneumothorax : Saugdrainage
· bei Gefahr resp. Insuffizienz (instabiler Thorax) : Beatmung mit PEEP

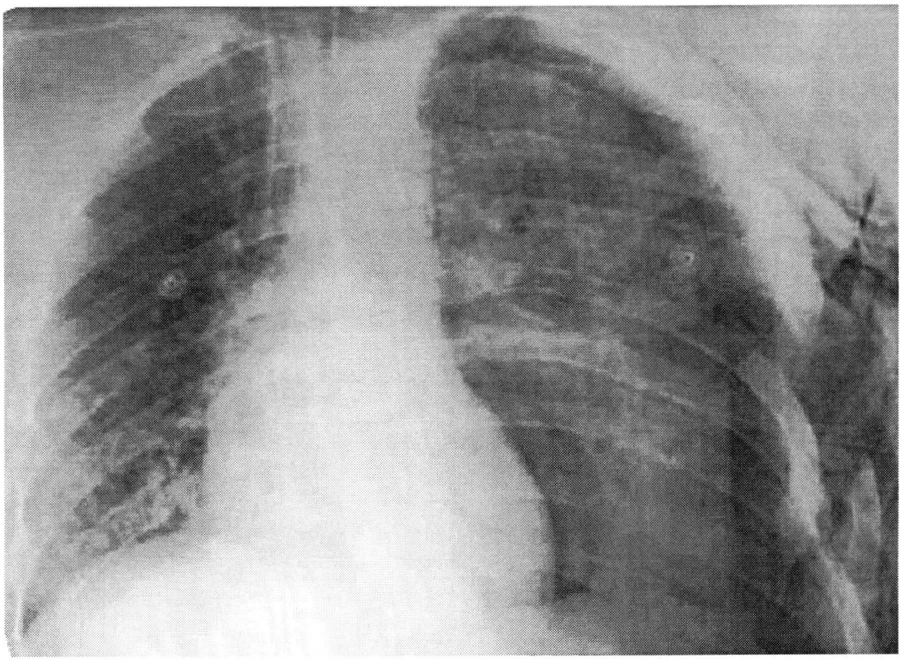

Abb.10: Pneumothorax links bei Rippenserienfraktur infolge Rasanztrauma

Verletzungen der Wirbelsäule

1. Distorsion

Ursache: - gewaltsame oder extreme Beuge-, Streck- oder Drehbewegung eines WS-Abschnittes (s.a. „Schleudertrauma" der HWS)

Folgen: - Läsion (Zerrung / Dehnung / Zerreißung) der Bänder, Gelenkkapsel und Bandscheiben (strukturelle Schäden eher selten!)

Diagnostik: - Röntgen in 2 Ebenen und Funktionsaufnahmen, u.U. MRT

Therapie: - läsions- und schmerzadaptierte Immobilisation für Tage bis (3-6) Wochen (Softneck, Stifneck)

2. Luxation

· isoliert nur im HWS-Bereich als einseitige oder doppelseitige Verrenkung der kleinen Wirbelgelenke

Ursache: - Distraktion (Hyperextension / Hyperflexion), s.g. „Schleudertrauma" / „Peitschenhiebmechanismus" oder durch gewaltsame Drehbewegungen (Distorsion)

Folgen: - mögliche Schädigung d. Wurzeln C2 - Th1 und der A. vertebralis, im Extremfall Rückenmarkschädigung bis hin zur kompletten Querschnittsymptomatik

Diagnostik: - wie bei Distorsion, evtl. CT, u.U. MRT

Therapie:
- Reposition mittels Extension über Stunden und Tage als primäre Versorgung (z. B. Crutchfield-Klammer, Gardner- Wells-Bügel oder Glisson-Schlinge)
- Halo-Fixateur, Diademgips
- interkorporelle Fusion / Spondylodese

3. Beschleunigungstrauma der HWS („Schleudertrauma")

Ursache:
- peitschenartige, starke Extensions-Flexionsbewegung der HWS (Auffahrunfälle)
- kann bis zu Rupturen der Längsbänder, der Gelenkkapseln und des Bandscheibenapparates führen (evtl.Wirbelkörper-Kantenabbrüche bzw. -ausrisse)

Symptome:
- Ausprägung von Distorsion bis Luxation,
- oft sekundär auftretende Nackenschmerzen mit Ausstrahlung in Hinterkopf und Schultern, vegetative Symptomatik mit Schwindel und Übelkeit
- schmerzhafte Bewegungseinschränkung
- im Röntgen Steilstellung der HWS / segmentale Kyphosierung
- bei Luxation Instabilität und retropharyngeales Hämatom (röntgenologischer Nachweis bei seitlicher Aufnahme der HWS: verdickter prävertebraler Weichteilschatten)

Diagnostik: - wie bei Distorsion, evtl. CT, u.U. MRT

Therapie: - Ruhigstellung mit Schanz'schem Kragen meist ausreichend (Dauer nach Verletzungsschwere und Beschwerdesymptomatik; s.a. Distorsion und Luxation)

4. Wirbelsäulen-Frakturen /-Verletzungen (AO 51-3 A- C)

Formen: Klassifikation der Arbeitsgemeinschaft für Osteosynthesefragen
Wirbelsäule =5
HWS =1, BWS =2, LWS =3
Typ A : Kompressionsfrakturen (A1- A3)
Typ B : Distraktionsfrakturen / -verletzungen auch in Kombination mit Kompression (B1- B3)
Typ C : Rotations- / Translationsverletzung (C1- C3)

Diese Frakturen können mit und ohne Verletzung der Bandscheiben / Bänder auftreten. zusätzlich sind folgende ossäre Läsionen als Monoverletzung oder in Kombination möglich:

- isolierte Bogenfrakturen
- Querfortsatzfrakturen
- Dornfortsatzfrakturen
- Gelenkfortsatzfrakturen
- Vorderkantenabbrüche

Rein discoligamentäre Verletzungen kommen als Distraktions- o. Rotations- Translations-Verletzung vor.

Diagnostik:
- Verletzungsmechanismus erfragen / rekonstruieren
- klinische und neurologische Untersuchung
- Röntgen:
  - a. p., seitlich u. halbschräg (45°)
  - Zielaufnahmen
  - CT, evtl.konventionelle Tomographie

Operative Therapie (verschiedene Verfahren / Methoden): der Vorteil besteht in:

- Wegfall der Extension und langen Immobilisation, wichtig v. a. bei alten Patienten
- Wiederherstellung einer stabilen ventralen Säule mit anatomischen Achsenausrichtungen bei möglichst geringem Verlust an Beweglichkeit durch kurzstreckige Instrumentierung
- Frühmobilisation ohne Orthese
- frühzeitige Rehabilitation bei Querschnittssymptomatik

Generelle OP- Indikation bei WS- Verletzungen:

- instabile Frakturen / Läsionen
- Kompression des Rückenmarks und der Nervenwurzeln

Konservative Therapie:

- zumeist frühfunktionell (Vollbelastung schmerzorientiert bei stabilen A- Frakturen)
- selten klassisch nach Böhler (Reposition und Gips), Rauchfuß'sche Schwebe oder n. Magnus bei instabilen Frakturen und OP- Kontraindikationen oder bei ausdrücklichem Willen des Patienten

4.1.HWS - Frakturen (AO 51 A-C)

Sonderstellung der ersten beiden Halswirbelkörper!

4.1.1. Frakturen des Atlas (AO 51.-01 A-C)

- meist handelt es sich um eine Bogenfraktur, Fraktur der Massa lateralis möglich!
- die Therapie erfolgt je nach Stabilität konservativ (Crutchfield- Klemme, Halo- Fixateur, Minerva-Gips) oder operativ mit einer occipitocervikalen Stabilisierung

Bei instabilen Frakturen besteht akute Lebensbedrohung (Medulla oblongata, oberes Halsmark, komplette Atemlähmung)!!

4.1.2. Frakturen des Epistropheus / Axis (AO 51.-02 A-C)

Ursache: - Hyperflexions- oder Hyperextensionstraumen mit oder ohne Rotationskomponente

a) Densfrakturen (AO-Typ 51.-02 B)

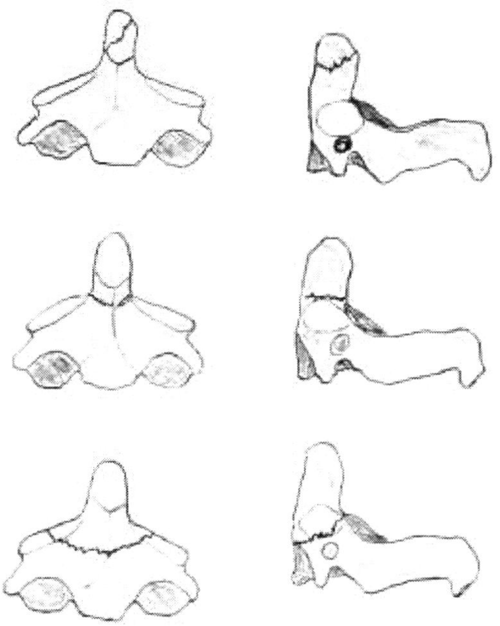

Abb.11: Einteilung der Densfrakturen nach Anderson Typ I- III

Typ I **Densspitzenfraktur**
- Heilungstendenz gut / Komplikationsgefahr gering
- konservative Therapie mit Cervicalstütze / Stifneck

Typ II **Denskörperfraktur**
- Heilungstendenz ungünstig (Pseudarthrose)
- Gefahr der atlanto-axialen Instabilität
- Schraubenosteosynthese

Typ III **Densbasisfraktur**
- Heilungstendenz günstig
- konservative Therapie mit Halofixateur oder Minerva- Gips
- korrekte Stabilisierung schwierig, u.U. Schrauben- / Plattenosteosynthese (T- Plättchen)

Tab.III : Prognose und Therapie der Densfrakturen

b) Bogenfrakturen (hanged man`s- fracture) (AO 51.-02 A)

Einteilung nach Hahn und Russe:
- unverschobene Bogenfraktur, Bandscheibe und vorderes Längsband (VLB) intakt:
  → funktionelle Behandlung mit Schanzkragen
- Fraktur +Zerreißung der Bandscheibe + intaktes VLB:
  → Halo-Fixateur oder Minerva- Gips
- Fraktur +Zerreißung der Bandscheibe und des VLB:
  → ventrale Fusionsoperation C2-C3
- Fraktur +Zerreißung der Bandscheibe und des VLB und Gelenkverrenkung:
  → dorsaler Eingriff notwendig, kombinierte ventro- dorsale Rekonstruktion / Spondylodese

c) Bogenfraktur mit Densfraktur (AO-Typ 51.-02 C)

- hochgradig instabil, Lebensgefahr!
- operative Therapie der Einzelverletzungen, wie dort beschrieben, primär Extension!

d) untere HWS (AO-Typ 51.-03 bis 51.-07 A-C)

- Kompressionsfrakturen (AO-Klassifikation Typ A) → stabile Frakturen
- Distraktionsfrakturen / -verletzungen (AO-Klassifikation Typ B)
  → bedingt stabile Frakturen / Verletzungen
- Rotationsverletzung (AO-Klassifikation Typ C) → absolut instabile Frakturen

Therapie :

· konservativ bei Typ A ohne Beteiligung der Bandscheiben (seltene Indikation)
  initial Stifneck, später Softneck

· operative Methode der Wahl
  interkorporelle Spondylodese über ein oder mehrere Segmente
  a) Bandscheibenresektion bzw. Teilentfernung des Wirbelkörpers, Revision des hinteren Längsbandes, ggf. des Spinalkanals
  b) Interposition eines tricortikalen Beckenkammspanes
  c) ventrale Plattenosteosynthese

· in Ausnahmefällen dorsale Stabilisierung (z. B. verhakte Luxation)
  → verschiedene technische Möglichkeiten (Drähte, Knochenspan, Hakenplatten Spezialplatten, Fixateur interne)

5. BWS / LWS- Frakturen / -Verletzungen (AO 52 / 53 A-C)

Alle Verletzungsformen sind möglich.
Die Gefahr der neurologischen Schädigung steigt mit dem Grad der Instabilität (primär / sekundär)!

Therapie:

· stabile Frakturen:
- initial Bettruhe
- nach Abklingen der Schmerzen frühfunktionelle Behandlung

· instabile Frakturen:
- konservativ: nach Reposition Anlage eines Gipskorsettes für ca. 12 Wochen, alternativ Rauchfuß'sche Schwebe, funktionelle Therapie n. Magnus
- operativ: sofortige Operation bei neurologischen Ausfällen (besonders bei zunehmender Tendenz) oder deren drohendem / möglichem Auftreten (hochgradige Instabilität / Dislokation); Entlastung des Rückenmarks und der Nervenwurzeln (Stabilisierung mit Fixateur interne (an BWS auch Platten), evtl. zusätzlich ventrale Abstützung im Sinne einer Spondylodese) sofortige Vollbelastung möglich!

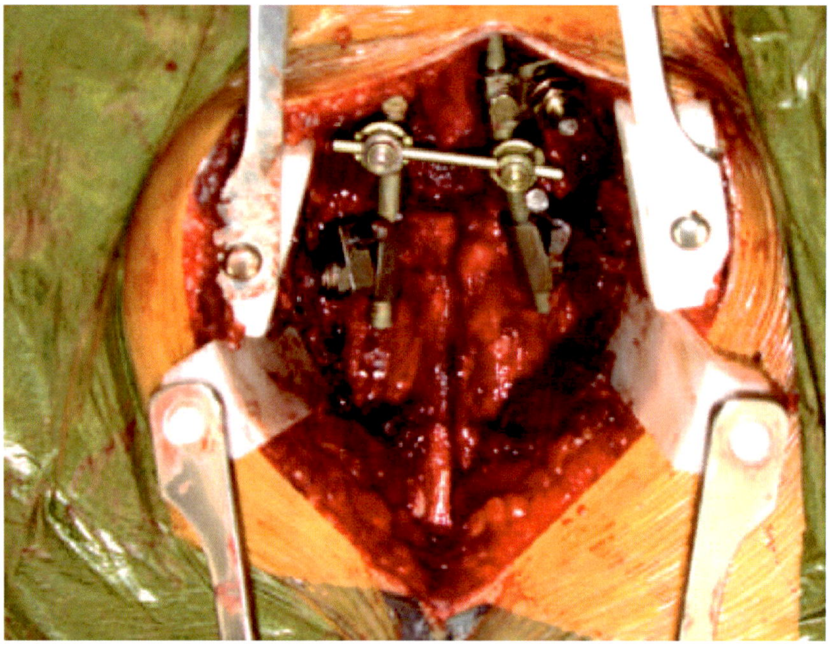

Abb.12: intraoperativer Befund einer bisegmentalen Fixateur- interne-Montage von LWK 4 auf S1 bei LWK 5- Fraktur

Beckenringfrakturen (AO 61 A-C)

ossäre Verletzung : temporär instabil (können auch konservativ erfolgreich behandelt werden!)
chondroligamentäre Verletzung : dauerhaft instabil (sollten vorzugsweise operativ behandelt werden!)

Das stabilitätssichernde Segment ist das dorsale Ringsegment !
(von Hüftgelenk zu Hüftgelenk)

-stabile Beckenfraktur Typ A: intaktes dorsales Ringsegment (vordere Ringbrüche, Beckenrandfrakturen)

-instabile Frakturen Typ B: Rotation um die vertikale Achse des dorsalen Ringsegmentes im Ileosacralgelenk ein- oder beidseitig (open-book oder Kompression)

-instabile Frakturen Typ C: Rotationsinstabilität um zwei oder mehr Achsen bei gleichzeitiger vertikaler Verschiebung dorsaler Ringanteile, evtl. begleitende Acetabulumfraktur

a) Beckenrand- und vordere Ringfrakturen (AO 61 A1-3)

Ursache:	lokale Gewalteinwirkung, Abrißfrakturen durch Muskelzug, Sturz auf Gesäß
Symptome:	Druck- und Stauchungsschmerz, Hämatom, Functio laesa betroffener Muskeln
Diagnostik:	Anamnese und Klinik, Röntgen: Beckenübersicht, Inlet-, Outlet- Aufnahmen, CT zum Ausschluß einer hinteren Ringfraktur
Therapie:	2 - 3 Wochen Bettruhe; bei dislozierten Abrißfrakturen Verschraubung, evtl. Platte und funktionelle Behandlung

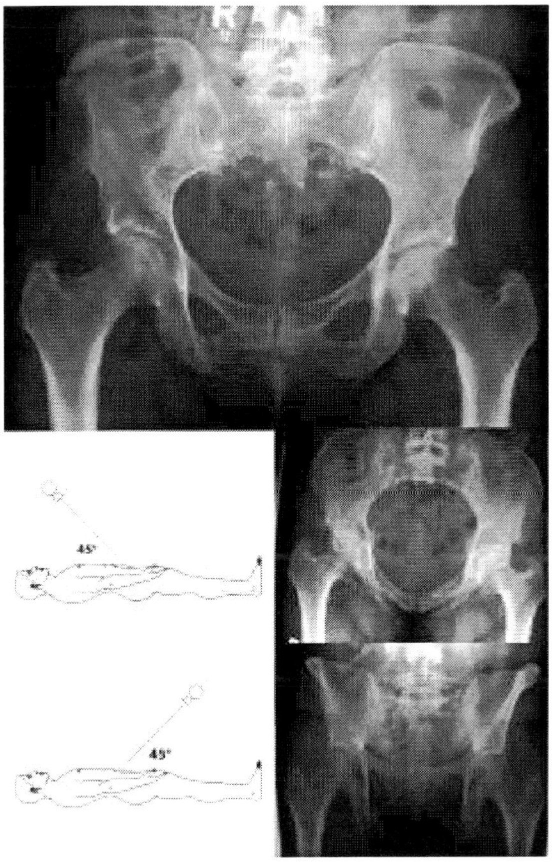

Abb.13: Beckenübersicht, Inlet- und Outletaufnahme

b) <u>Beckenringfrakturen</u> (AO 61-B und C)
(alte Bezeichnung „Malgaigne- Frakturen")

Ursache:	- starke Gewalteinwirkung durch Quetschungs-, Verschüttungs- oder Überrolltrauma bzw. Sturz aus großer Höhe, - Rasanztrauma → „Hind-quarter-Amputation" (traumatische Hemipelvektomie)
Symptome:	- Anzeichen eines starken Blutverlustes bis zum hypovolämischen / hämorrhagischen Schock (häufig Teil eines echten Polytraumas bzw. einem solchen an Bedrohlichkeit gleichzustellen!) - Bewegungs- und Stauchungsschmerz - Bein kann nicht angebeugt u. gestreckt angehoben werden
Diagnostik:	- klinische Prüfung der Stabilität über Beckenkämme - Röntgen : → Beckenübersicht, Inlet- und Outletaufnahme, CT evtl. Ala- u. Obturatumaufnahme (Acetabulumfraktur)
Therapie:	- Schockbehandlung bei B- und C-Typen immer sinnvoll / notwendig (kontrollierte Volumen- und Schmerztherapie)
konservativ :	- Frakturen ohne Dislokation: 1- 4 Wo Bettruhe - Frakturen mit Dislokation: 4-6-12 Wo (Extension), u.U. mit Beckenkompressionverband → Ausnahmeindikation! - Symphysensprengung: 8-12 Wo (Dislokation ≤ 2cm funktionelle Behandlung, ≥ 2cm Operation)
operativ:	- Platten- oder Schraubenosteosynthese, KFI zur komplexen Rekonstruktion des Beckenringes, Fixateur externe temporär oder definitiv in verschiedenen Montagen
Komplikationen:	- Schock durch Blutverlust (bis 5 l gedeckt möglich) → nicht selten Exitus letalis! - paralytischer Ileus durch retroperitoneales Hämatom - Harnröhrenverletzung, Blasenverletzung, Darmverletzungen

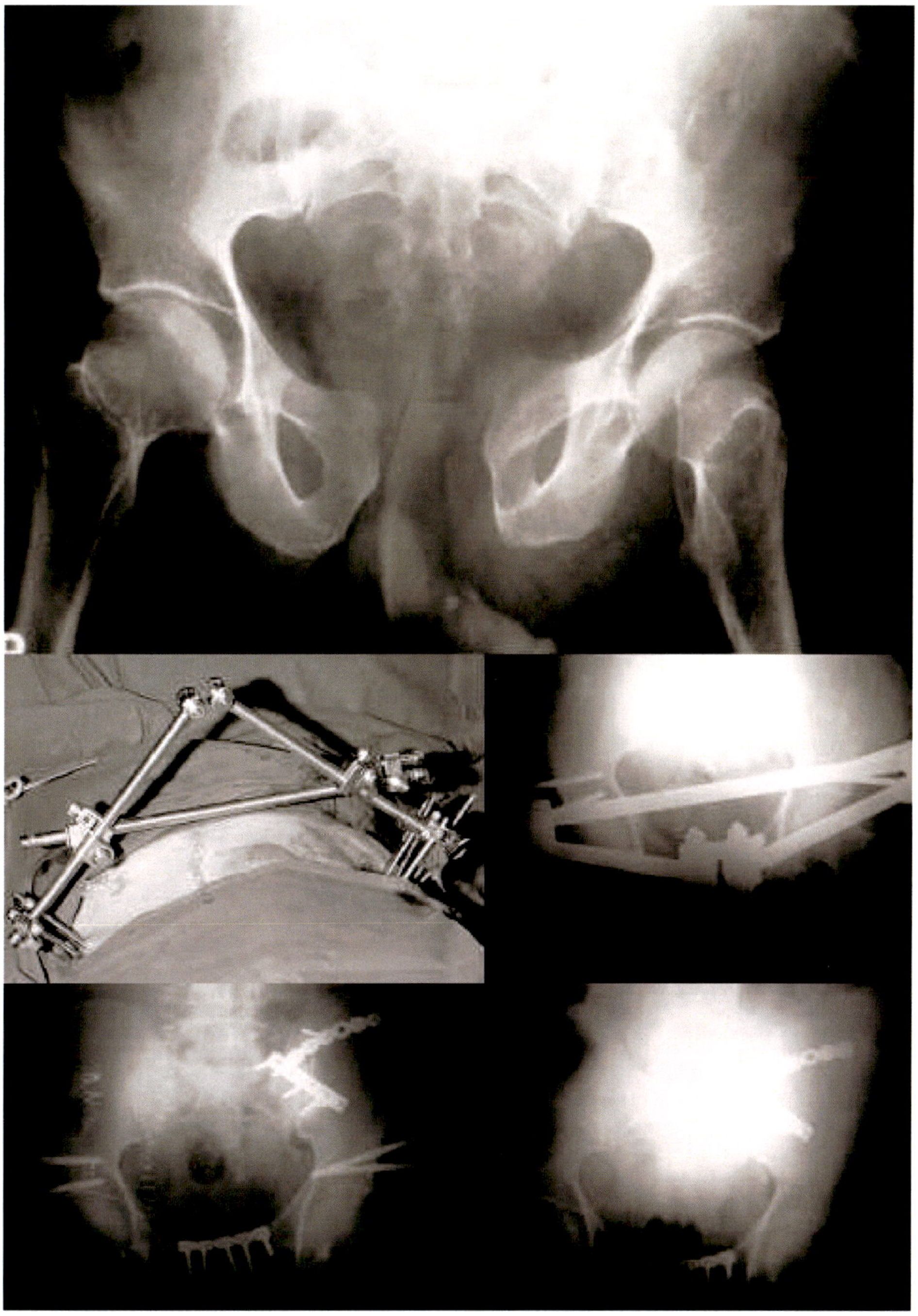

Abb.14: Beckenfraktur 61 C1.2 bei Polytrauma, primäre Fixateurmontage, Verfahrenswechsel zur internen Stabilisierung mit Kleinfragment- Rekonstruktions-Platten

Acetabulumfrakturen (AO 62 A-C)

Entstehung: oft durch Aufprall des Knies bei gebeugter Hüfte (z. B. nicht angeschnallter Pkw- Fahrer / „dashboard- Verletzung“)

Einteilung: (nach Judet u. Letournel)	Typ I :	dorsaler Pfannenrandbruch
	Typ II :	dorsaler Pfeilerbruch
	Typ III :	ventraler Pfeilerbruch
	Typ IV :	Querbruch durch den Pfannengrund
	Typ V-VIII:	Kombinationsverletzungen
(nach AO)	Typ A:	ein Pfeiler / Pfannenrand frakturiert
	Typ B:	bd. Pfeiler, aber Dach ist stabil zum Ileosakralgelenk
	Typ C:	keine stabile Verbindung zw. Pfannendach und ISG (Zwei-Pfeiler-Bruch, komplex); „Separation des Acetabulums“

Alle Bruchformen sind sehr häufig mit Luxationen des Femurkopfes verbunden (dorsal, central, ventral)!

Symptomatik: Schmerzen, das gestreckte Bein kann nicht angehoben werden, evtl. Verkürzung und Innenrotation (hintere Luxation), Trochanterstauchungsschmerz

Diagnostik: Röntgen → Beckenübersicht, Ala- u. Obturatumaufnahme
CT zur taktischen OP-Planung
neurologische Untersuchung des N. ischiadicus / peroneus

a.p.

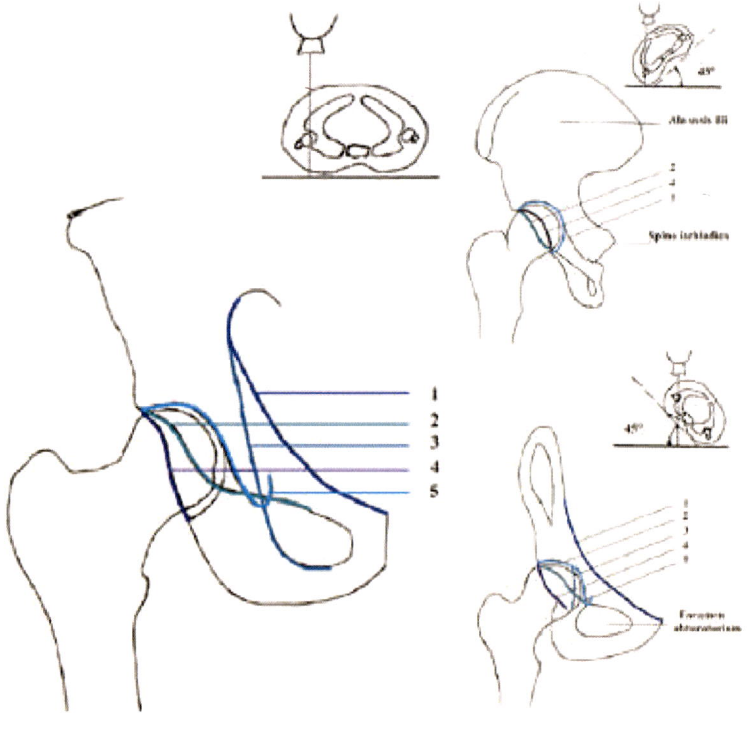

Ala-Aufnahme

Obturatum-Aufnahme

Abb.15: radiologisch wichtige Strukturen des Hüftgelenkes (5 Leitlinien) in verschiedenen Aufnahmepositionen: v. medial n. lateral bzw. ventral n. dorsal:
1. Linea terminalis, 2. vorderer Pfannenrand, 3. Linea ilioischiadica,
4. hinterer Pfannenrand, 5. Pfannengrund (Köhlersche Tränenfigur)

Therapie: primär ggf. manuelle Reposition in Narkose und (temporäre) Retention durch Längs- und Seitenzug

konservativ:
- gering dislozierte Frakturen oder ausreichend großes Domfragment: kurze Bettruhe, danach Teilbelastung über 12 Wochen
- Trümmerfrakturen der Gelenkpfanne nach „zentraler Luxation" mit unmöglicher Rekonstruktion: supracondyläre Femurextension für 4 Wochen und subtrochantärer Seitenzug für 3 Wochen, dann bis 10. Woche entlasten, später Totalendoprothese (TEP)

operativ:
- exakte Rekonstruktion der tragenden Gelenkflächen und Stabilisierung mit Rekonstruktionsplatten und / oder Schraubenosteosynthese, ausnahmsweise primär TEP

Gefahren / Komplikationen / Spätfolgen:
- Ischiadicus- Parese / -Plegie ; primär / sekundär (iatrogen!?)
- Kopfnekrose
- Periartikuläre Verkalkungen / -Verknöcherungen
- Arthrose

<u>Schenkelhalsfrakturen</u> <u>(AO 31- B)</u>

Beachte: Besonderheit der Vaskularisation von Femurkopf und –hals! (Abb. 16)

Entstehung: durch Dreh-, Biege- und Scherkräfte beim Sturz auf die gleichseitige Hüfte, auch Sturz auf das Knie; in allen Altersstufen vorkommend, bevorzugt bei älteren Menschen, bei Frauen häufiger als bei Männern

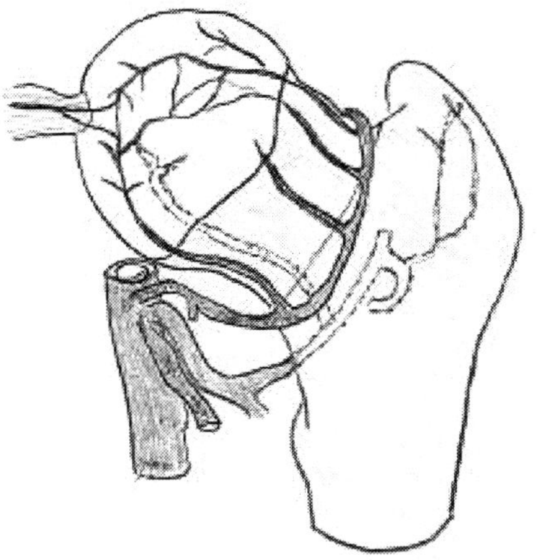

Abb.16: arterielle Versorgung von Schenkelhals und -kopf von dorsal gesehen

Formen:

<u>Einteilung der medialen Schenkelhalsfrakturen nach Unfallmechanismus</u>

- Abduktionsfraktur: Sonderform, stabile Fraktur (da eingestaucht), Valgusfehlstellung, Gefahr der Kopfnekrose gering
- Adduktionsfraktur: instabile Fraktur, Varusfehlstellung, Beinverkürzung, Außenrotation, erhebliche Kopfnekrosegefahr

Einteilung der häufigeren medialen Frakturen vom Adduktionstyp nach Pauwels

(Neigung der Frakturebene zur Horizontalen) → mechanische Prognosefaktoren

a) Typ Pauwels I (ca. 30°)
b) Typ Pauwels II (30° bis ca.50 °)
c) Typ Pauwels III (über 50° bis ca.70°und mehr)

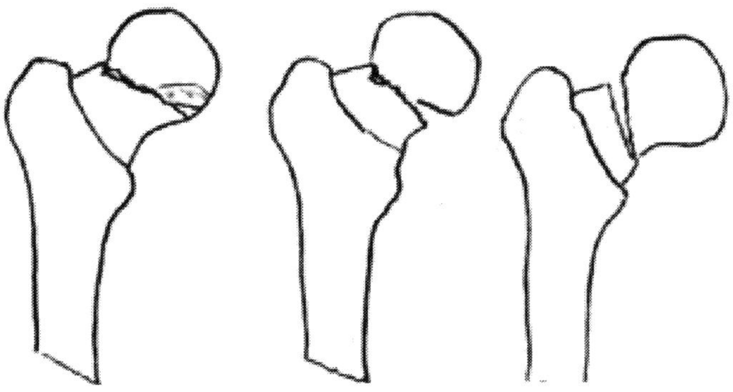

Abb.17: Einteilung der Schenkelhalsfrakturen nach Pauwels

Prognoseorientierte Einteilung nach Garden (Durchblutung / Vitalität)

- Grad I: eingestauchte Abduktionsfraktur (gute Prognose)
- Grad II: Fraktur ohne Dislokation (günstige Prognose bei exakter Therapie
- Grad III: im Varussinn dislozierte Adduktionsfraktur ohne Zertrümmerung der dorsalen Cortikalis, Dislokation in einer Ebene (fragliche bis ungünstige Prognose)
- Grad IV: komplette Dislokation in mehreren Richtungen mit Unterbrechung der Gefäßversorgung ; hohe Nekroserate des Hüftkopfes (sehr ungünstige Prognose)

Symptomatik: Stauchungsschmerz der Ferse und des Trochanter major, Schmerzen in der Leiste, schmerzbedingte Bewegungseinschränkung, Außenrotation und Verkürzung in Abhängigkeit von Frakturtyp und Dislokation

Diagnostik: Inspektion (Beinlängendifferenz, Außenrotation);
Klinik (Belastbarkeit und Schmerz);
Röntgen (Beckenübersicht, Hüfte a.p. + axial nach Sven Johansson)

Therapie:

konservativ: nur eingestauchte Abduktionsfrakturen → Bettruhe für 3-5 Tage, dann Mobilisierung, evtl. prophylaktische (percutane) Verschraubung

operativ: alle anderen Bruchformen
ob hüftkopferhaltend oder -ersetzend versorgt wird, hängt ab vom biologischen Alter des Patienten und vom Frakturtyp
< 60-65 Jahre: erhaltende OP mittels DHS oder Schraubenosteosynthese, Hämarthrosentlastung, notfallmäßig!
>60-65 Jahre: ersetzende OP mittels Totalendeprothese (TEP), Hemiendoprothese (Kopf- oder Duokopfprothese bipolar)
Pauwels III und Garden III und IV sind auch bei jüngeren Patienten selten kopferhaltend zu therapieren (Ausnahme Kindesalter)

Nachbehandlung:	bei Zustand nach Hüft-TEP bzw. bipolarer Prothese ist in der Regel sofortige volle Belastung möglich; bei Schenkelhalsverschraubung / DHS ist eine Teilbelastung für 10 - 12 Wochen erforderlich / zu empfehlen
Komplikationen :	Femurkopfnekrose Pseudarthrosen Implantatlockerung oder –bruch

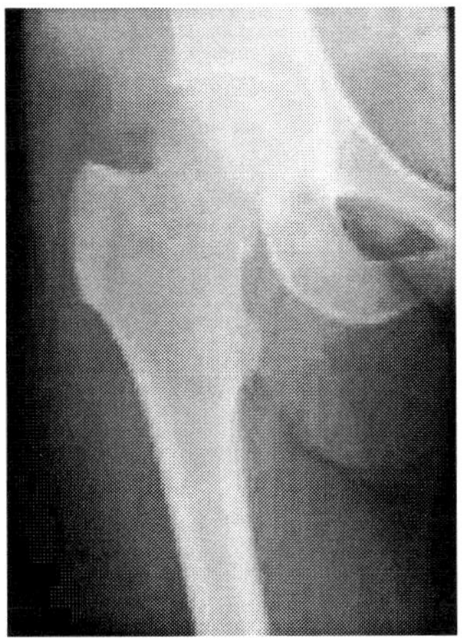

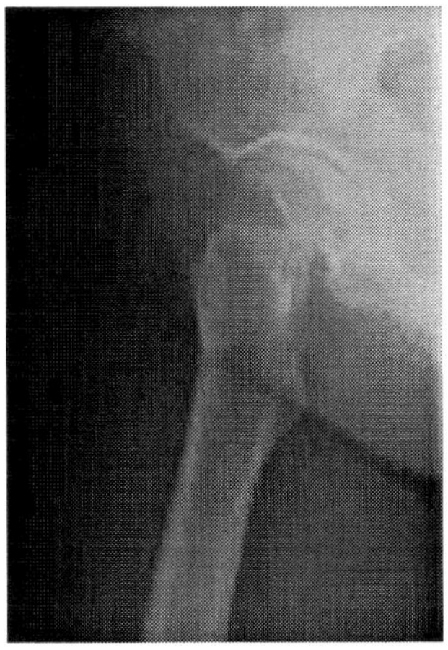

Abb.18 + Abb.19 : eingestauchte mediale Schenkelhalsfraktur (AO 31 B1)

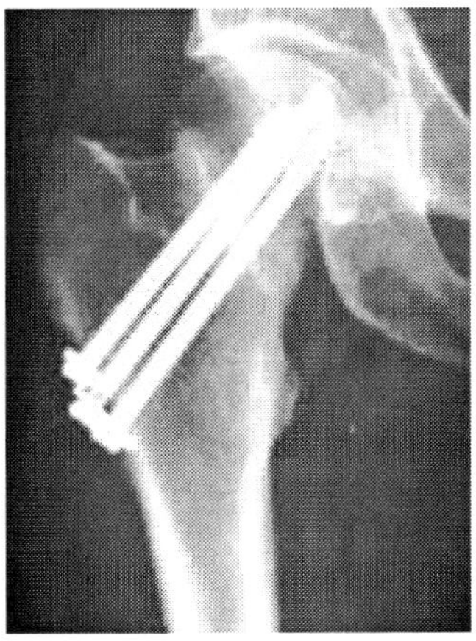

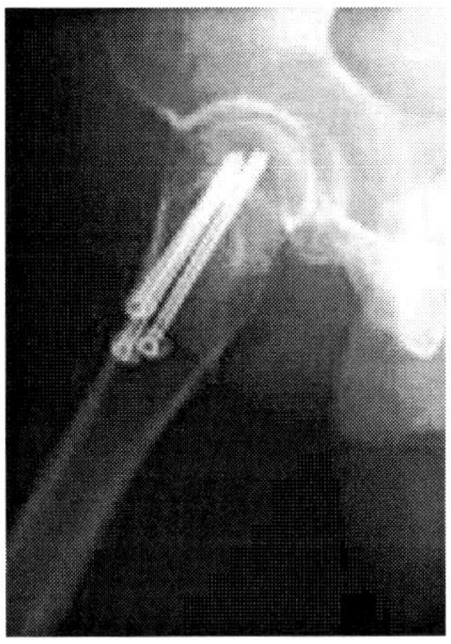

Abb.20 + Abb.21 : percutane Verschraubung als kopferhaltender Eingriff mit kanülierten Schrauben

Pertrochantäre Femurfrakturen (AO 31 A)

Vorkommen: Fraktur vor allem des alten Menschen im 7. Dezenium und darüber

Ursache: direkte Gewalt, Sturz auf die Hüfte, indirekt mit Biegungsmechanismus (Adduktion und starke Außenrotation)

Symptomatik: Beinverkürzung und starke Außenrotation, Bewegungsschmerz, eingeschränkte bis aufgehobene Beweglichkeit im Hüftgelenk und Belastbarkeit des Beines

Diagnostik: Röntgen des Hüftgelenkes (evtl. Beckenübersicht) mit proximalem Oberschenkel a.p.und axial (n. Sven Johansson), Aufnahmen in Lauenstein-Position sind bei begründetem Verdacht auf proximale Femurfraktur schmerzbedingt nicht zumutbar!

Therapie:

operativ: Verfahren mit Dynamischer Hüftschraube (DHS), Gammanagel, Proximalem Femurnagel (PFN), Winkelplatte (seltene bis Ausnahmeindikation), Rundnägeln nach Ender / Simon- Weidner (weitgehend verlassen)

konservativ: Behandlung durch eine Extension über 8-12 Wochen ist möglich, wird aber kaum noch angewendet (vitale Bedrohung!) / Patientenwunsch!

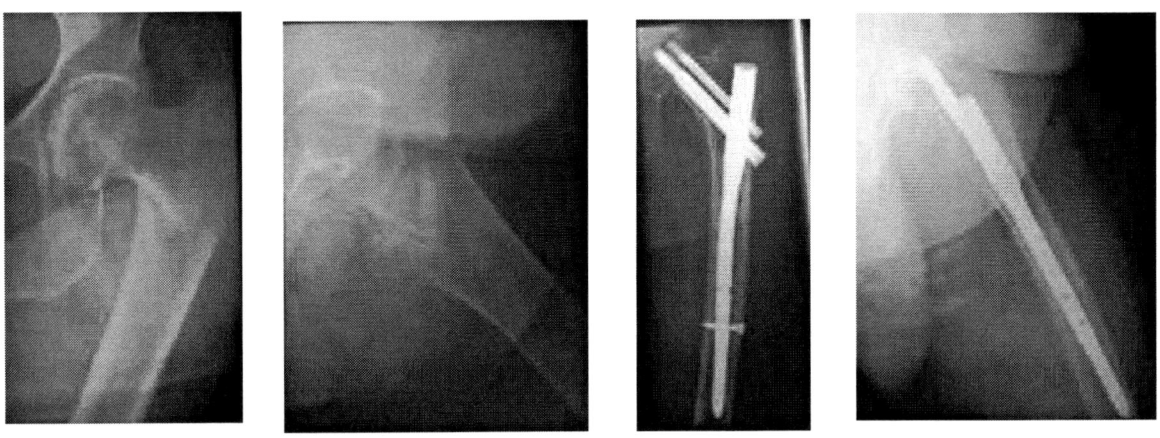

Abb.22 : pertrochantäre Femurfraktur und Versorgung mit PFN (AO 31 A1)

Femurschaftfrakturen (AO 32 A-C)

Subtrochantäre Femurfrakturen

Ursache: meist große Gewalteinwirkung mit Biegungs- und Rotationsmechanismus

Symptomatik: Beinverkürzung, Fehlstellung der Fragmente durch Muskelzug (Pistolenhandgriff-deformität), Schmerz, Schwellung, Hämatom, aufgehobene Funktion

Diagnostik: Röntgen der Hüfte mit proximalem Oberschenkel in 2 Ebenen

Therapie:

operativ: mit PFN, UFN, Gammanagel, DHS mit langer Platte, Condylenplatte lang, Unaufgebohrtem Femurnagel (UFN) mit twisted blade

konservativ: mit Extension nur wenig erfolgversprechend wegen starkem Muskelzug (renitente Fehlstellung)

Femurschaftfrakturen

u.U. lebensbedrohliche Verletzung durch erheblichen Blutverlust (bis 2 Liter gedeckt möglich), v.a. bei beidseitigen Frakturen → Schockgefahr!

Entstehung: Rasanztraumen, Stürze, Verkehrsunfälle, direktes Trauma (Überrollung)

Klinik:
- Schmerz im betroffenen Bein
- Verkürzung und Verformung des Femur (muskulärer Zug führt zu typischen Fragmentdislokationen), verformte Kniekontur möglich
- evtl. Schocksymptomatik (tritt verzögert ein!)
- nicht selten offen (Durchspießung, Deperiostierung, Fragmentverlust)

Diagnostik:
Inspektion: Hämatom, Weichteilläsionen ?
Untersuchung: Crepitation, abnorme Beweglichkeit, periphere Motorik, Durchblutung und Sensibilität (M,D,S)
Röntgen: Oberschenkel mit Hüfte und Knie in 2 Ebenen (begleitende Schenkelhals- oder Condylenfraktur?)
evtl. Doppleruntersuchung, Angiographie bei Verdacht auf Gefäßläsion und Logendruckmessung bei Verdacht auf Kompartmentsyndrom (s.S. 52)

Therapie:
- Extensionsbehandlung bei nicht primär operativ versorgter isolierter Fraktur, besser temporär Fixateur externe
- operative Versorgung mit Verriegelungsmarknagel (evtl. unaufgebohrt), „biologischer" Plattenosteosynthese oder Fixateur externe
- Quer- und kurze Schrägfraktur im mittleren Drittel (geschlossen) → konventionelle Marknagelung (unverriegelt)

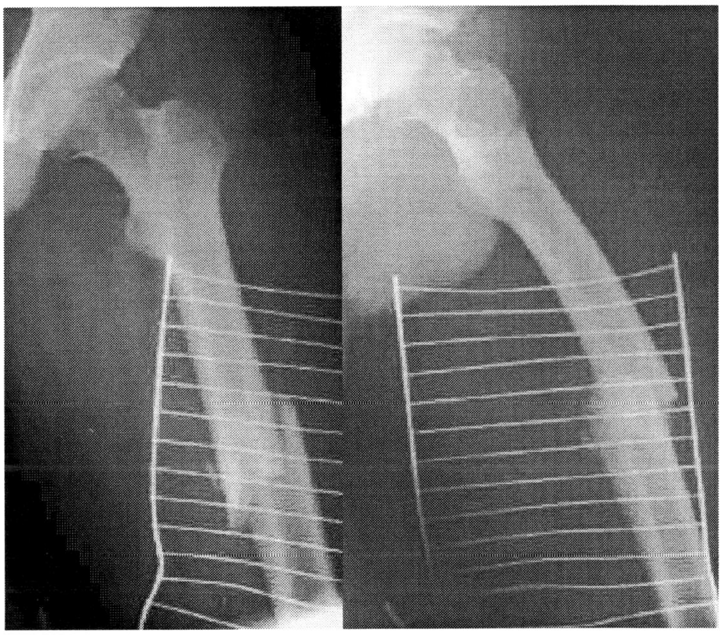

Abb.23: Femurschaftfraktur (AO 32 A2) mit Dislokation und Beinlängenverkürzung

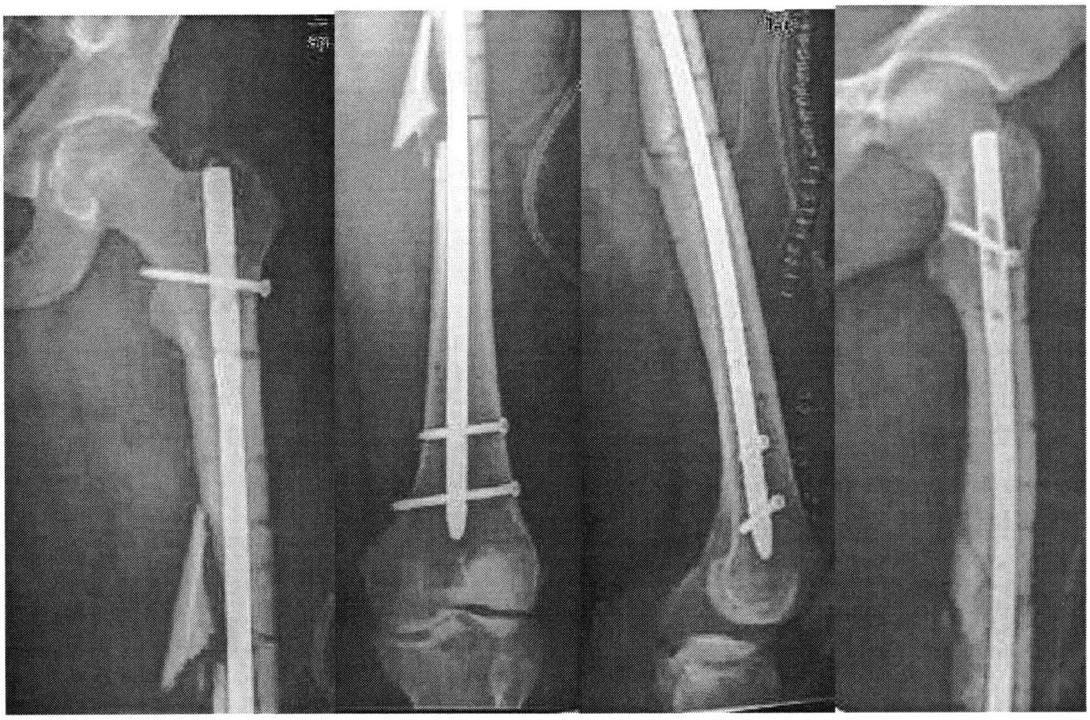

Abb.24: nach primärer Versorgung mittels Fixateur externe zweizeitige Implantation eines Verriegelungsnagels

Trans- und supracondyläre Femurfrakturen (AO- 33 A-C)

Ursache:	direkte Gewalt, oft mit Läsion der Muskulatur durch dislozierte Fragmente; monocondyläre Verletzungen bei Einwirkung von Scher- und Biegekräften
Klinik:	Schwellung, Hämatom, oft Kniegelenkserguss, Deformation, schmerzbedingte Bewegungseinschränkung, evtl. Beinverkürzung, häufig offene Fraktur!
Diagnostik:	Röntgen in 2 Ebenen (Kniegelenk mit Oberschenkel); Kontrolle der Durchblutung, da bei Dislokation die A. femoralis komprimiert / lädiert werden kann Kontrolle des Hüftgelenkes bei Knieanpralltrauma zum Ausschluß von Hüftgelenksluxation, Acetabulum- oder Schenkelhalsfraktur
Therapie:	operative Reposition u. Stabilisierung mit einer Condylenabstützplatte (Burri-Platte), einer DCS (Dynamische Condylenschraube) oder einer 95° Winkelplatte; evtl. retrograde Verriegelungsnagelung (UFN, DFN), andere spezielle Implantate (z.Bsp. LISS) postoperativ sofortiger Beginn mit Bewegungsübungen, damit die Oberschenkelmuskulatur nicht durch die Narben- / Callusbildung fixiert wird

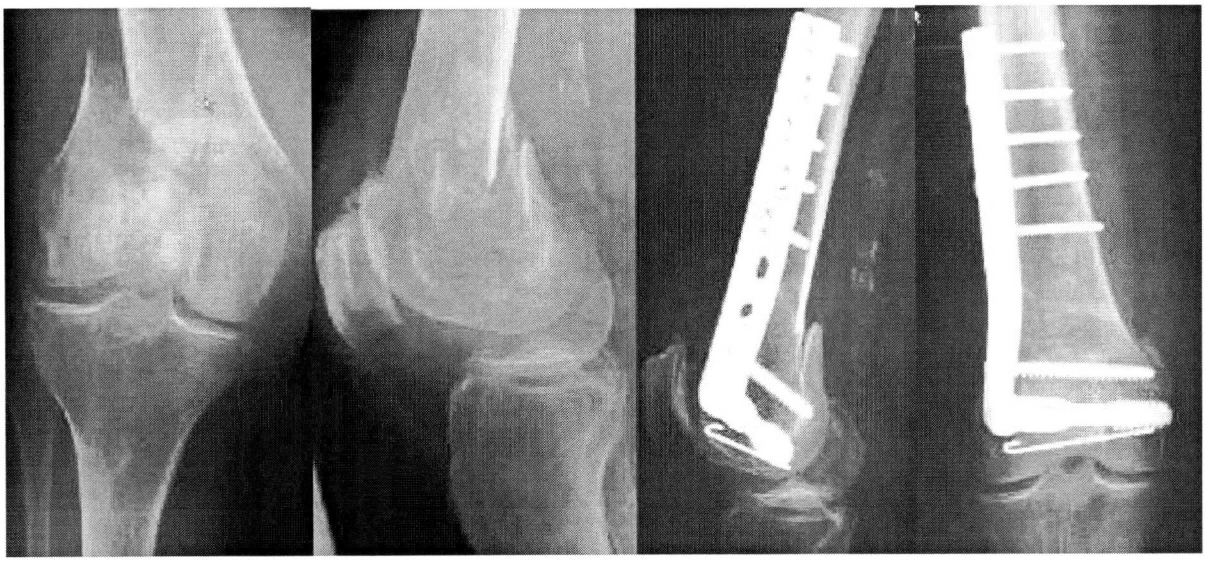

Abb. 25: trans- u. supracondyläre Femurfraktur (AO 33 C 2), Versorgung mit Dynamischer Condylenschraube und Kirschner-Draht

Patellafrakturen (AO 91.1 A-C)

Ursache: Sturz, Anprall oder Schlag auf das Knie bei gebeugtem Gelenk

Formen: Polabrisse, Längs- (A), Quer- (B), Stern- und Trümmerfrakturen (C)

Symptomatik: Schwellung, Druckschmerz, blutiger Erguss, bei Querfraktur mit kompletter Ruptur des Reservestreckapparates Streckhemmung bis -unfähigkeit des Beines, evtl. tastbare Deformität („Delle")

Diagnostik: Röntgen des Kniegelenkes in 2 Ebenen und Tangentialaufnahme der Patella (nach Ausschluss von Querfrakturen)

Therapie:

- konservativ : Längsfrakturen und Fissuren sowie nichtdislozierte Quer- u. Sternfrakturen (Gipstutor für 4-6 Wochen und Punktion des Hämarthros, auch frühfunktionell, da Streckapparat intakt)

- operativ: Distraktionsfrakturen und bei Stufenbildung (Zuggurtungsosteosynthese + Bandnähte + frühfunktionelle Nachbehandlung)
dislozierte Längsfrakturen: Verschraubung

Bei dislozierten Trümmerfrakturen ist die primäre Teil- oder Totalexstirpation mit Refixation und Naht des Streckapparates u.U. besser als ein vergeblicher Rekonstruktionsversuch mit begleitenden o. nachfolgenden Komplikationen / Spätschäden (Fragmentnekrose, Arthrose)!

Die primäre Exstirpation führt zu besseren funktionellen Ergebnissen als die sekundäre!

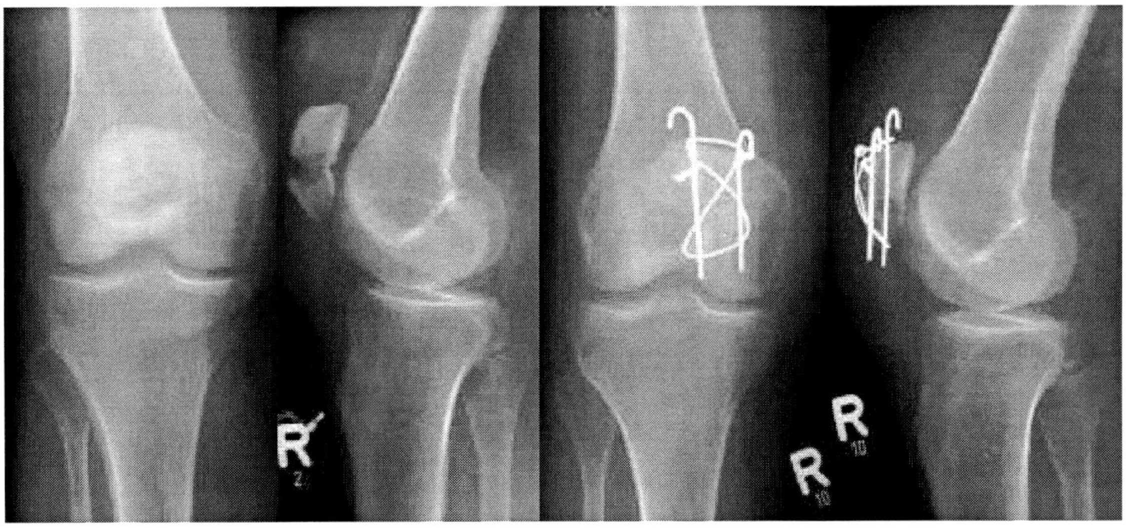

Abb.26: Patellaquerfraktur (AO 91.1 B2) und Versorgung mit Zuggurtungsosteosynthese

Tibiakopffrakturen (AO 41 A-C)

Ursache:	direkte Gewalt, axiale Stauchung, seitliche Biegebelastung im Knie („Stoßstangenverletzung")
Symptomatik:	Schwellung, Schmerz, Hämarthros, Gelenkinstabilität
Diagnostik:	Röntgen in 2 Ebenen + Schrägaufnahmen, konventionelle Tomographie, evtl. CT; Überprüfung der peripheren M,D,S
Einteilung: (AO)	A - extraartikuläre Frakturen (Eminentiaausriß, metaphysär) B - partielle monocondyläre Gelenkfraktur (Spaltung / Depression und / oder Impression) C - vollständige bicondyläre Gelenkfraktur (articulär und metaphysär drei- bis mehrfragmentär)

Therapie:

konservativ: bei fehlender Verschiebung und stufenlosen Gelenkflächen Punktion des Hämarthros, (2-3 Wochen gespaltener OS- Liegegips, danach Bewegungsschiene und Orthese, Entlastung für insgesamt 10-12 Wochen), monocondyläre Frakturen dieser Art evtl. konservativ- funktionell mit ROM (range of motion)-Schiene (Orthese) unter Varus- / Valgusstress

operativ: Wiederherstellung der Gelenkflächenkongruenz und Beinachse!

stufenlose Reposition, Auffüllen des Spongiosadefektes mit autologer Spongiosa oder Knochenersatzstoff (z. B. Endobon), übungsstabile Ostheosynthese mit Spongiosazugschrauben und / oder Abstützplatte (evtl. Kombination von Platte und gegenüberliegendem unilateralem Fixateur externe), nach Rekonstruktion Prüfung der Bandstabilität in Narkose (bei Instabilität Bandrekonstruktion), anschließend frühfunktionelle Behandlung)

Komplikationen: A.- poplitea- Kompression / -Läsion, Intimaeinrollung → Thrombose → sekundärer Verschluß! ; Läsion des N. peroneus

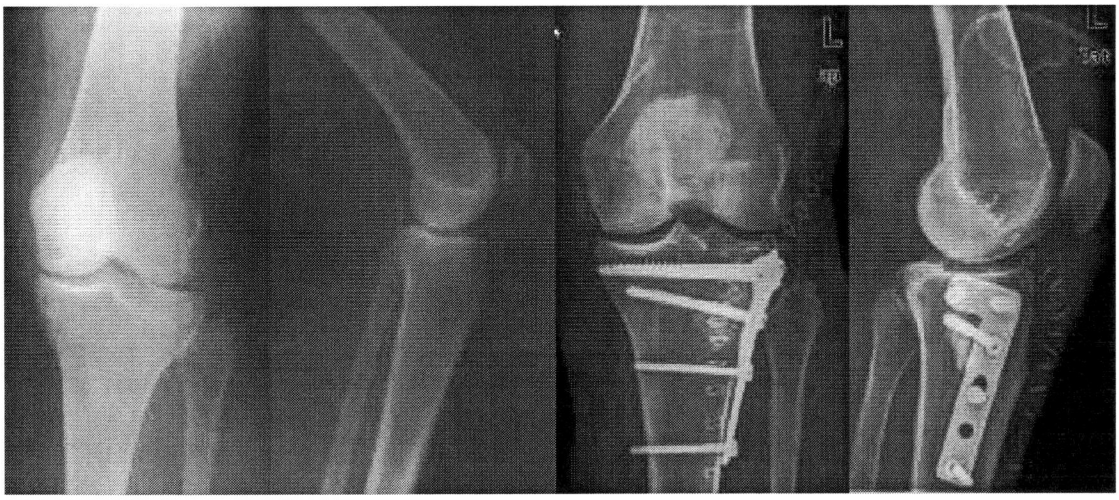

Abb.27: Tibiakopffraktur mit Impressionsspaltbruch des lat. Condylus (AO 41 B3) und operative Versorgung mit Plattenosteosynthese und Defektauffüllung mit Knochenersatzstoff

<u>Tibiaschaftfrakturen</u> <u>(AO 42 A-C)</u>

Entstehung: direktes (Stoßstangenverletzung) oder indirektes Trauma (Rotation bei fixiertem Fuß), ca.15% aller Frakturen, 80- 85% aller offenen Frakturen

Formen: Querfraktur, Torsionfraktur mit oder ohne Drehkeil, Fraktur mit Biegungskeil, Etagenfraktur, Trümmerfraktur

Diagnostik:

Inspektion:	Weichteilsituation, Hämatom, Fehlstellung
Untersuchung:	Hautwärme, periphere M, D, S, auf Kompartmentsyndrom prüfen, Logendruckmessung (v.a. tiefe Beugerloge) evtl. Doppleruntersuchung
Röntgen:	Unterschenkel mit Knie und OSG in 2 Ebenen evtl. Angiographie

Therapie:

konservativ : nicht dislozierte oder stabil reponierbare Frakturen, Ruhigstellung in gespaltenem Oberschenkelliegegips, Sarmiento- Gips nach Weichteilabschwellung

klassisch-konservativ: Extensionsbehandlung der instabilen Frakturen, Gips nach 3-4 Wochen (aus Komfort- und Kostengründen jedoch selten geworden)

operativ: offene Fraktur, dislozierte Schaftfrakturen: Marknagelung, Plattenosteosynthese, Fixateur externe (als Notfall- / Erstmaßnahme sowie definitiv bei erheblichen Weichteilverletzungen oder Trümmerfrakturen)

Cave!: Bei Logenspaltung wegen Kompartmentsyndrom tiefe Beugerloge nicht vergessen, Krallenzehen als Folge eines nicht entdeckten / behandelten Kompartmentsyndroms der tiefen Beugerloge!

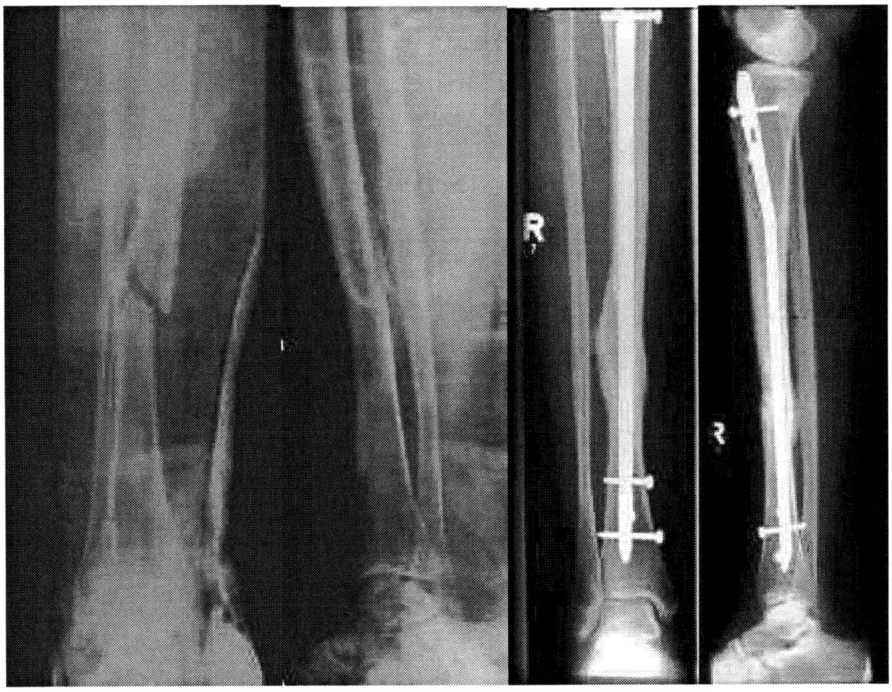

Abb.28: Schaftfraktur (AO 42 B2) und Versorgung mittels unaufgebohrtem Tibiaverriegelungsnagel (UTN)

Distale Unterschenkelfrakturen / Pilon tibiale- Frakturen (AO 43 A-C)

Synonym : „supramalleolare Unterschenkelfrakturen“

extraartikuläre und intraartikuläre (pilon tibiale) Frakturen

Entstehung: meist durch Sturz oder Sprung aus der Höhe → axiale Stauchung, direktes Trauma (Quetschung), „Pedalerie- Verletzung“

Diagnostik:
Inspektion: Weichteilsituation (nicht selten offen!), Fehlstellung, Schwellung!
Untersuchung: Bewegungsschmerz; M, D, S prüfen,
Röntgen: Sprunggelenk in 2 Ebenen evtl Schrägaufnahmen, Tomogramme oder CT sind meist erforderlich
evtl. Doppleruntersuchung zur Beurteilung der A. tib. post. u. A. dorsalis pedis

Therapie:

konservativ: unverschobene geschlossene Frakturen; Calcaneusdrahtextension, Unterschenkelgips

operativ: Gelenkbeteiligung, offene Frakturen; primär an der Tibia oft mit Fixateur externe (gelenküberbrückend oder Hybridfixateur), sekundär Plattenosteosynthese und Spongiosaauffüllung oder Ausheilung im Fixateur externe

Die korrekte Länge des Unterschenkels erreicht man durch eine exakte, möglichst primäre Wiederherstellung der Fibula!! (Plattenosteosynthese!)

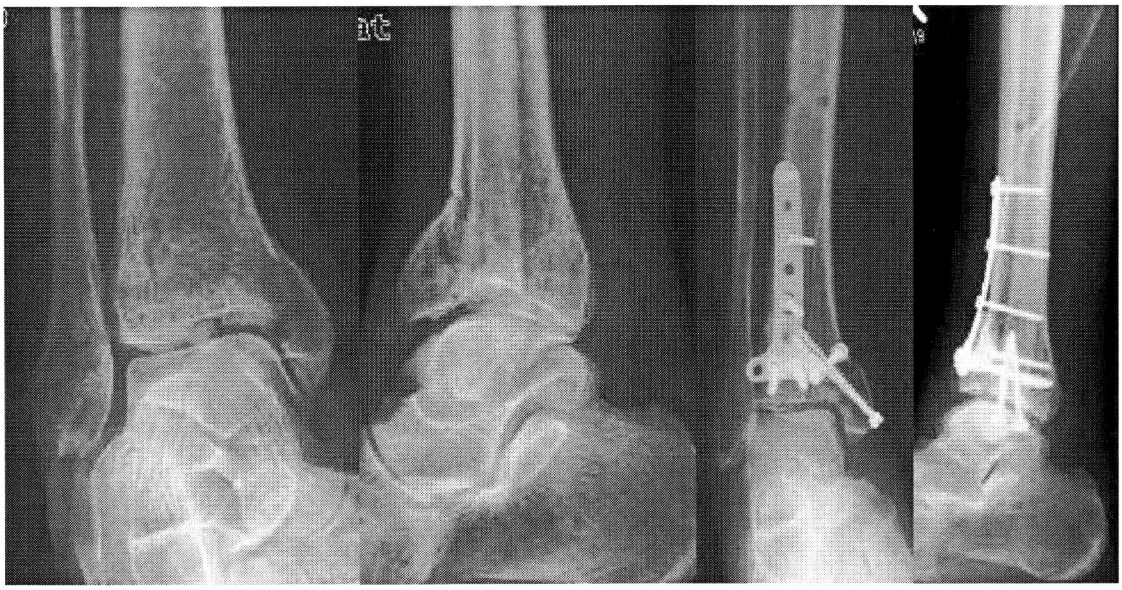

Abb.29: Pilon-tibiale-Fraktur (AO 43 C2); frühzeitige Rekonstruktion und Stabilisierung mittels Plattenosteosynthese nach primärer Fixateurbehandlung

Malleolarfrakturen (AO 44 A-C)

- gehören zu den häufigsten Frakturen des Erwachsenenalters
- Mehrzahl der Fälle sind Kombination aus Fraktur, Band- und Kapselzerreißungen

Entstehung: indirekter Mechanismus aus Stauchung, Biegung, Dehnung und Zug; Hauptkräfte sind Supination / Adduktion und Pronation / Abduktion in Verbindung mit Eversion und Inversion, Flexion und Extension

Klinik: Schwellung / Hämatom und Schmerz, aufgehobene Funktion im oberen Sprunggelenk (OSG), betroffenes Bein oft nicht belastbar

Diagnostik: Röntgen des OSG in 2 Ebenen, klinische Prüfung auf hohe Fibulafraktur (Weber C) → dann Röntgen des Kniegelenkes in 2 Ebenen mit proximalem Unterschenkel

Einteilung: nach Danis und Weber (zugleich Grundlage der AO- Klassifikation)

Typ A

Ursache: Supinations- / Adduktionsmechanismus mit
Flexions- / Extensions- und / oder Eversions- / Inversionskomponente

Fibulafraktur quer in Gelenkhöhe oder distal davon, evtl.Bandläsion kombiniert mit Abscherfraktur des Innenknöchels (aufsteigend! Cave Impressionsfraktur der Tibiagelenkfläche)

Therapie: monomalleoläre Frakturen überwiegend konservativ-funktionell oder durch Gips für 6-8 Wochen; bei instabilen bi- oder trimalleolären (vorderes oder hinteres Kantendreieck) Luxations- Frakturen oder Gelenkflächenimpression operativ

Typ B

Ursache: Pronations- / Abduktionsmechanismus mit Flexions- / Extensions- und / oder Eversions- / Inversionskomponente

Schräg- oder Spiralfraktur der Fibula in Höhe der Syndesmose, Syndesmose kann geschädigt sein, evtl. Abrißfraktur des Innenknöchels, vorderes oder hinteres Kantendreieck möglich

Therapie: in der Regel offene Reposition und Schrauben- / Plattenosteosynthesen (an der Fibula beginnend),
bei sehr guter Frakturstellung und monomalleolärer Verletzung konservativ

Typ C

Ursache: wie bei Typ B

Schrägfraktur der Fibula oberhalb der Syndesmose, diese ist regelhaft zerrissen, Luxationstendenz nach lateral (instabile Fraktur), Abrissfraktur am Innenknöchel, hinteres Kantendreieck ist häufig, vorderes möglich

Therapie: immer operative Revision mit exakter Rekonstruktion der Fibula (Länge, Rotation) und Syndesmosennaht (ggf. Stellschraube) sowie Osteosynthese vom Malleolus medialis und ggf. Kantendreieck

Merke! Bei allen Frakturtypen können vordere („Volkmann"-) u. hintere Kantendreiecke abgebrochen sein!
Meist operativ zu behandeln (Anteil der Tibiagelenkfläche >1/4; Ursprung vorderes / hinteres Syndesmosenband)!

Sonderformen:
- Maisonneuve-Fraktur → mediale Knöchelfraktur / Deltabandruptur mit Syndesmosensprengung und subcapitaler Fibulafraktur (komplette Ruptur der Membrana interossea)
- Trimalleoläre Fraktur → Bimalleoläre Fraktur mit Absprengung eines tibialen Kantendreiecks
- Weber-C-Verletzung ohne Fraktur (Rupturen von Deltaband, Syndesmose und Membrana interossea)

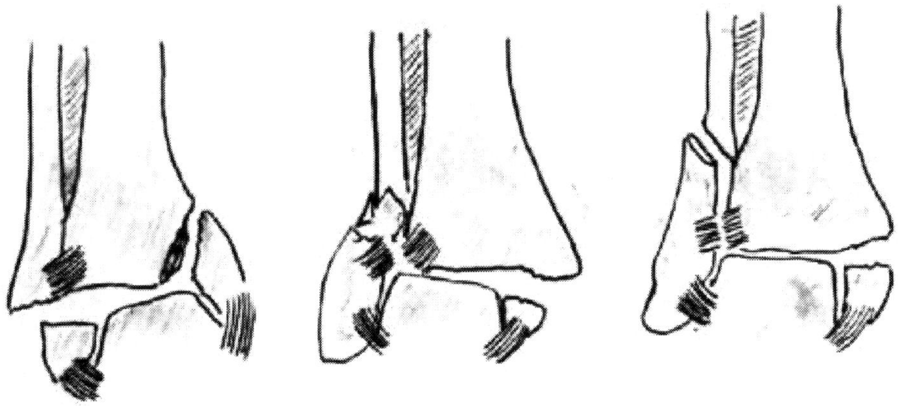

Abb.30: Einteilung der Malleolarfrakturen nach Danis und Weber und darauf aufbauend die AO- Klassifikation 44 A,B,C

Talusfrakturen (AO-Klassifikation noch nicht vorliegend)

seltene Fraktur, bei Mehrfachverletzten oder Polytraumatisierten oft übersehen, dann häufig mit schweren Folgen aufgrund der Talusnekrose verbunden (Vaskularisation als besonderes Problem!)
→ **Unfallchirurgischer Notfall!** Gleiches gilt für subtalare Luxationen!

Einteilung: alle Klassifikationen unterscheiden
- periphere Frakturen (Kopf, Proc. lat. tali, Proc. post. tali, Kantenabsprengung)
- zentrale Frakturen (Hals, Corpus, Trümmerfrakturen)
- Luxationsfrakturen

Klinik: Belastungsschmerz, Schwellung, Hämatom, schmerzhaft eingeschränkte /blockierte Bewegung im oberen Sprunggelenk

Diagnostik: Röntgen des oberen Sprunggelenkes seitlich und sagittal und unteres Sprunggelenk 2x, zusätzlich Schrägaufnahme „Subtalargelenk"
Computertomographie, MRT sekundär zur Beurteilung der Vaskularität / Vitalität

Therapie: Cave! Wegen der Gefahr der Talusnekrose ist jede dislozierte oder nicht perfekt reponierbare Fraktur als Notfall zu betrachten, deswegen sofortige Notfallreposition bzw. operative Versorgung frühest möglich!!

konservativ: bei nicht dislozierter oder sofort perfekt reponierter stabiler Fraktur zirkulärer Unterschenkelgips für 4-6 Wochen, dann Entlastungsapparat (Allgöwer) für 4-6 Monate (zur Entlastungsdauer unterschiedliche Auffassungen!)

operativ: blutige Reposition und Verschraubung, evtl. Spongiosaplastik bei großen Defekten

Belastungsaufbau neuerdings eher zügig, je nach Stabilität der Versorgung. Nekrose mit Knochenkollaps wird erst nach Jahren manifest!

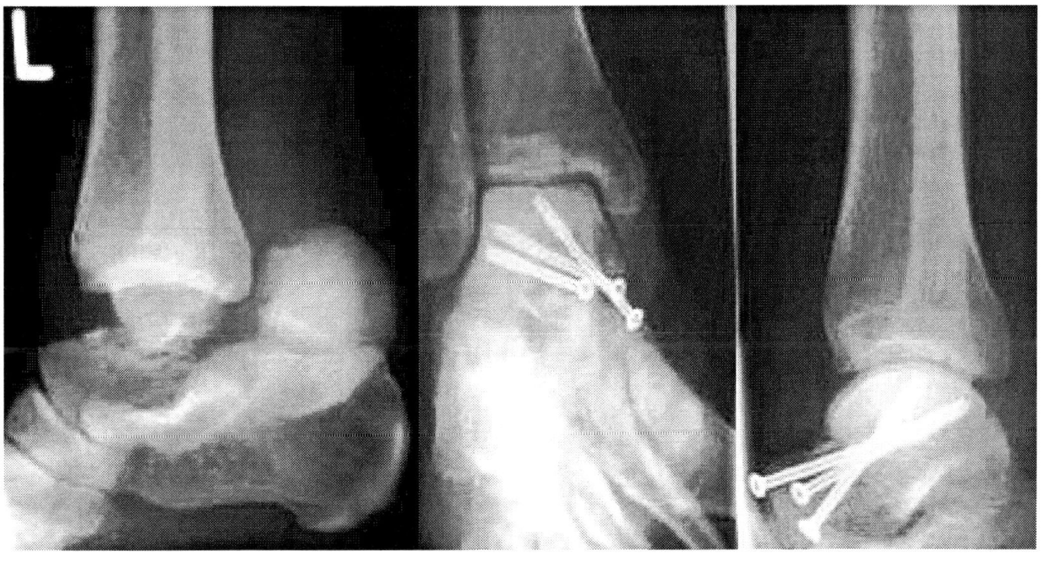

Abb.31: Talushalsluxationsfraktur und operative Versorgung mit kanülierten Spongiosaschrauben

Calcaneusfrakturen (AO-Klassifikation noch nicht vorliegend)

häufigste Fraktur der Fußwurzel, 70- 80% sind intraarticuläre Frakturen

Entstehung: meist durch axiale Stauchung (z.B. Sturz von einer Leiter)

Einteilung: es existieren eine Vielzahl von Klassifikationen (n. Böhler, Essex / Lopresti, Regazzoni oder Tscherne / Zwipp)
morphologische Einteilung: Fortsatzfrakturen durch Abriss / Abscherung
Proc. anterior, Tuber (Entenschnabelfraktur), Sustentaculum tali)
Impressions- und Trümmerfraktur
Gelenkbeteiligung

Klinik: Belasten des Fußes und Auftreten ist nicht mehr möglich
deutliche Schwellung des Rückfußes, Deformierung

Diagnostik: Untersuchung: Hämatom, Fersenschwellung, verbreiterter und verkürzter Rückfuß, schmerzbedingte Bewegungseinschränkung
Merke: Kompartmentsyndrom des Fußes (plantar) ausschließen oder notfallmäßig behandeln!

Röntgen: seitlich und axial, OSG in 2 Ebenen;
Zusätzlich Schrägaufnahmen n. Broden (Subtalargelenk)
Computertomographie bei komplexen Gelenkfrakturen zur OP- Vorbereitung

Therapie:

konservativ: extraarticuläre Frakturen, nicht dislozierte Frakturen, schwerste Trümmerfrakturen, evtl. Reposition (manuell, Böhler- Zwinge) und percutane Kirschner- Draht- Transfixation;
Unterschenkelgips, dann Allgöwer- Apparat, Entlastung für 6- 12 Wochen, Thromboseprophylaxe, Physiotherapie

operativ: dislozierte Fortsatzfrakturen, articuläre und offene Frakturen; osteosynthetische Versorgung (K-Draht-Spickung, Verschraubung, Calcaneusplatte, Spongiosaplastik)
Sohlenkontakt; Entlastung 6 Wo., dann Belastungsaufbau bis 10.-12. Wo.

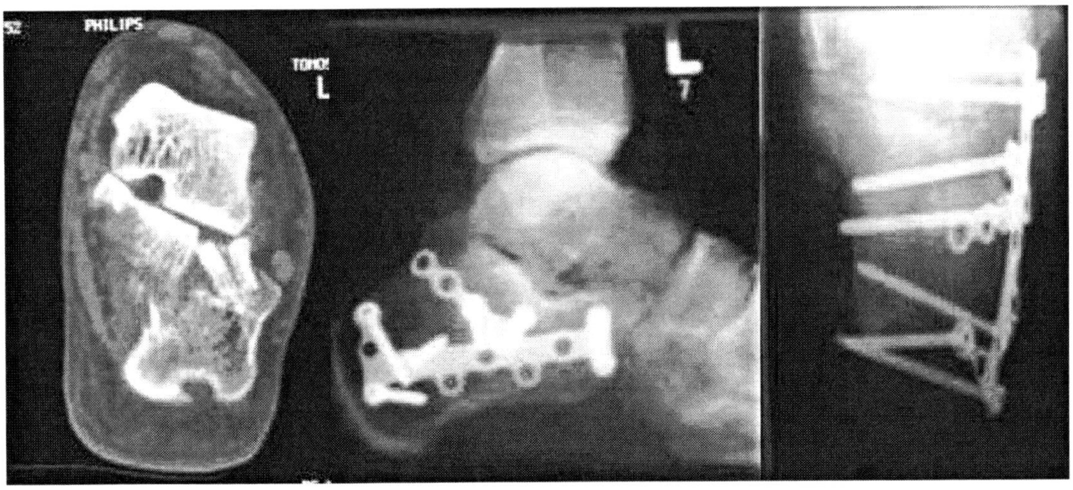

a) b) c)

Abb.32: a) Calcaneusfraktur (CT-Schnitt, coronar durch das Subtalargelenk) und operative Stabilisierung mit einer Sanders- Platte (b+c)

Besonderheiten kindlicher Frakturen

1.) Dia- und metaphysäre Frakturen

Formen:

Grünholzfraktur: diaphysärer Knickbruch bei intaktem bzw. nur konvexseitig eingerissenem Periost

Wulstbruch: Stauchungsbruch mit diskreter Achsabweichung, es kommt zu einer halbringringförmigen Wulstbildung (metaphysär)

Biegungsbruch: durch Biegekräfte entstehende langstreckige Achsabweichung ohne Läsion des Periostschlauches (Idealform des „Grünholz"-Bruches)

Komplette Frakturen mit Dislokation wie beim Erwachsenen kommen natürlich auch vor!

Klinik und Diagnostik: Symptomatik vom Frakturtyp abhängig, oft stabile Situation mit erhaltener Funktion, sichere Frakturzeichen können teilweise fehlen ! Leitsymptom Schmerz, evtl. Deformität!

Therapie: bei mehr als 90% der Frakturen ist eine konservative Behandlung möglich

Besonderheiten:
schnellere und stärkere Kallusbildung als beim Erwachsenen
Kompensatorisches Wachstum gleicht Achsenabweichungen, Verkürzungen und Seitenverschiebungen wieder aus (Rotationsausgleich ist altersabhängig in geringerem Umfang möglich!)
Wachstumsstimulation infolge Hyperämie
Pseudarthrosen sind selten,
Frakturkrankheit und Sudeck- Syndrom sind praktisch unbekannt

Operative Behandlung nur selten notwendig (z.B. Olecranonfraktur, Schenkelhalsfraktur), jedoch zahlenmäßig im Ansteigen begriffen („Komfort"-Indikationen); Osteosyntheseformen sind Bohrdraht-, Zugschrauben- oder Plattenosteosynthese, Fixateur externe;
die klassische Marknagelung ist kontraindiziert wegen Epiphysenschädigung;
die reine Markraumschienung (z.B. Prevot- Nägel) findet zunehmende Verbreitung (Femur, Tibia, Unterarm)

Der kindliche Knochen besitzt in Epiphysenfugen und Periost ein hohes Potential zum Wachstumsausgleich (je jünger das Kind, umso mehr)!

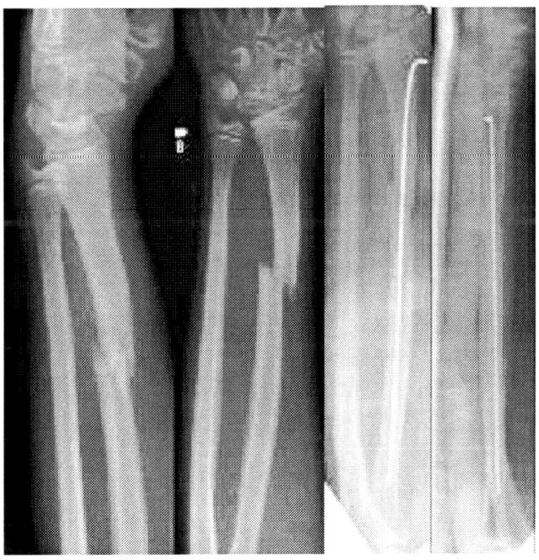

Abb. 33: Kindliche Radiusschaftfraktur (AO 22 A2) und intramedulläre Schienung mittels Prevot-Nagel

2.) Epiphysenfugenverletzungen

Salter I	„Aitken 0“	isolierte Epiphyseolyse
Salter II	Aitken I	Epiphyseolyse mit Ausbruch eines metaphysären Keilfragmentes
Salter III	Aitken II	Epiphyseolyse mit Ausbruch eines epiphysären Fragmentes
Salter IV	Aitken III	Epiphysär-metaphysärer Frakturverlauf
Salter V	„Aitken IV“	Epiphysenfugenprellung / -quetschung / -stauchung / -crush

→ Aitken II und III Frakturen sind immer Gelenkfrakturen! (das Stratum germinativum der Fuge ist betroffen → Gefahr von Wachstumsstörungen!)

→ Salter V- Verletzungen führen zu (partiellem) vorzeitigem Fugenschluß, zu irregulärem oder vorzeitig beendetem Wachstum

Therapiegrundsätze:	reine Lyse + Aitken I	→	konservative Behandlung meist möglich (hohe Korrekturpotenz durch intakte Fuge!)
	Aitken II + Aitken III	→	Operation („wasserdichte Reposition“ und stabile Fixation)
	Salter V	→	konservative Behandlung und Langzeit-Beobachtung, ggf. Korrekturoperation während oder nach Wachstumsperiode / -alter bzw. primäre Epiphyseodese (op. “Verödung” / Verblockung der Fuge, beendet lokales Längenwachstum, verhindert Fehlwachstum!)

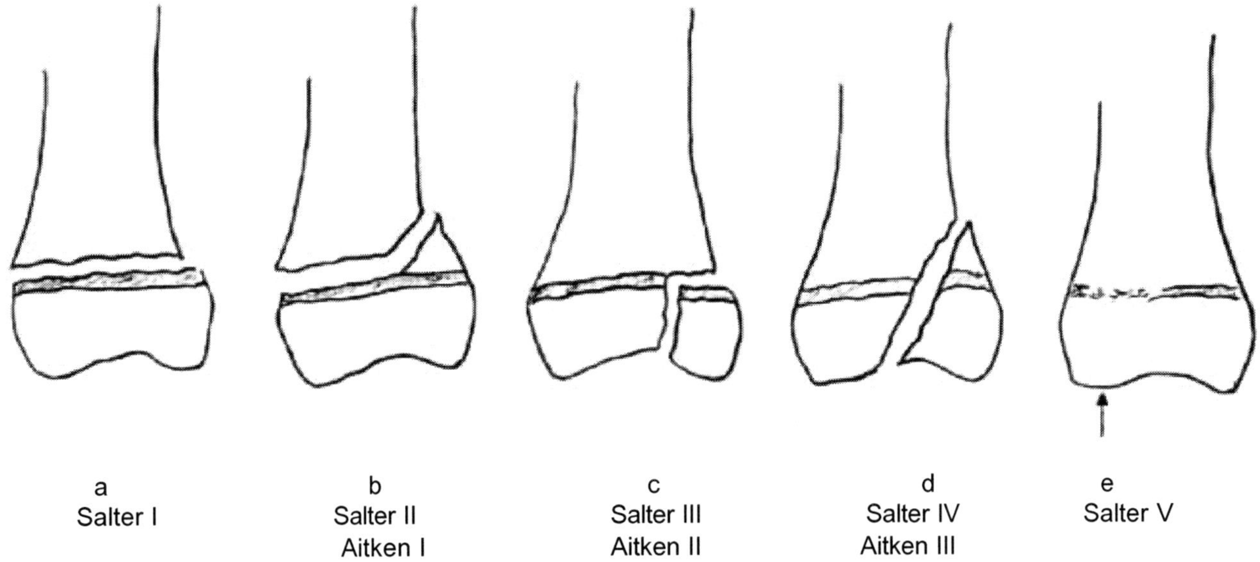

Abb.34: Klassifikation der Epiphysenfugenverletzung nach Salter und Aitken
a) Lockerung oder Lyse der Fuge; b) Lyse der Fuge mit metaphysärem Fragment;
c) Lyse der Fuge mit epiphysärem Fragment; d) Fraktur durch Epi- und Metaphyse;
e) Stauchung der Epiphysenfuge

3. Distale Humerusfrakturen im Kindesalter

Entstehung: direktes Trauma (Sturz auf den Ellenbogen) → meist condyläre Frakturen; es überwiegt der Biegemechanismus, daraus resultieren die verschiedenen Bruchformen; indirekt bei Sturz auch auf die Hand → Hyperextension des Ellenbogengelenkes (supracondyläre Frakturen);
Kombination mit Gefäß- und Nervenläsion möglich

Klinik und Diagnostik: Schmerz, Bewegungseinschränkung, Funktionsverlust, Sensibilität und Motorik prüfen, Pulse tasten
Röntgen des distalen OA mit EBG in 2 Ebenen

Formen: supracondyläre Extensions- (häufig) und Flexionsfraktur (selten), Frakturen des Condylus radialis bzw. ulnaris humeri;
weniger häufig trans- und supracondyläre Frakturen

Therapie:

konservativ: meist supracondylär, Reposition in Narkose und Retention in Blount Schlinge (Cuff and Collar) konfektioniert oder als Schlauchbindenverband,
Voraussetzung : intakter dorsaler Periostzügel ! → Stabilität nach Reposition unter Flexion !

operativ: bei offenen oder rotierten bzw. instabilen supracondylären Frakturen (K-Drahtspickung);
dislozierte Frakturen des Condylus radialis und ulnaris erfordern ebenfalls Kirschner-Drahtspickung oder Verschraubung

Cave! Die supracondyläre Humerusfraktur kann zur Ischämie im Unterarm führen (Kompression der A. cubitalis) → Gefahr der „Volkmannschen“ Kontraktur

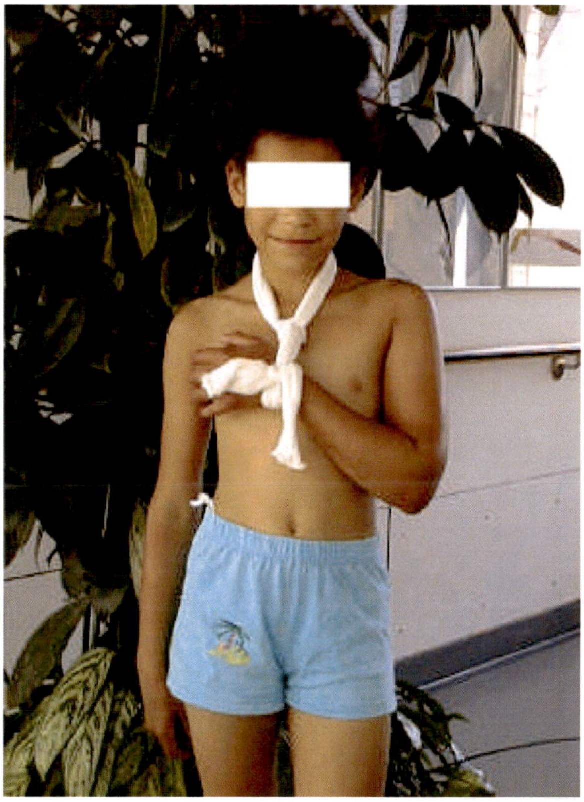

Abb. 35: Retention mittels Cuff und Collar (hier als Schlauchbinden- Version)

4. Kindliche Femurschaftfrakturen

Entstehung:	häufig Folge von Rasanztraumen, dann meist mit Begleitverletzungen vergesellschaftet, oder durch Sturz vom Tisch (Säuglinge) bzw. aus dem Bett (Hochbett)
Klinik:	Schmerz, Bewegung und Belastung nicht möglich / behindert

Diagnostik:	Inspektion:	Schwellung, Hämatom, Fehlstellung
	Untersuchung:	Prüfung der peripheren M, D, S; Instabilität, Crepitation, Begleitverletzungen ?
	Röntgen:	Oberschenkel mit Hüft- und Kniegelenk in 2 Ebenen

Therapie: Ziel sind achsengerechte Verhältnisse ohne wesentliche Verkürzung

tolerable Grenzwerte:	Rotationsfehler bis max.10° in Abhängigkeit vom Alter Achsknick frontal und seitlich 10° Fragmentverschiebung um Schaftbreite
konservativ:	nicht dislozierte Frakturen bis zum 2. / 3. Lebensjahr in Heftpflaster- Vertikalextension (gallow traction); bei älteren Kindern (3- 10 Jahre) Extension auf dem Weber-Bock (immer seltener eingesetzt); Beckenbeingips ist in jedem Alter möglich, wird aber kaum noch akzeptiert / praktiziert (Eltern!)
operativ:	alle offenen Frakturen, stark dislozierte Frakturen, Komfort-Indikation osteosynthetische Versorgung mit intramedullärer Schienung (Prevot- Nägel), Platte oder Fixateur externe

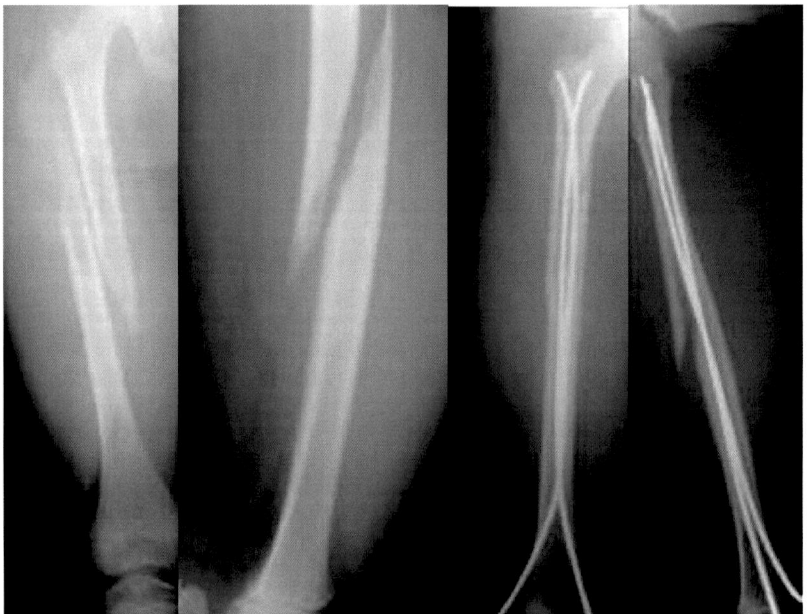

Abb.36: kindliche Oberschenkelschaftfraktur (AO 32 A1) und Versorgung mit Prevot-Nagel

Komplikationen bei Frakturen und ihrer Behandlung

a) Posttraumatische Osteitis / Osteomyelitis

Ursachen: direkte Kontamination über Wunden, offene Frakturen, Osteosynthesen, hämatogen von Streuherden

häufigster Erreger: Staphylococcus aureus, aber auch E. coli und Pseudomonas (nosokomiale Infektion)
Staphyloccocus epidermidis bei Implantaten!

Die Infektionsrate nach Osteosynthesen offener (und geschlossener) Frakturen wird von vielen Faktoren beeinflußt. Häufigkeitsangaben sind frakturtyp-, lokalisations- u. kliniksbezogen stark schwankend (0 bis ca.30%).

Symptome:

- lokale Entzündungszeichen (Rötung, Schmerz, Überwärmung, Wundsekretion / -eiterung oder Fistelaufbruch)
- Erhöhung der laborchemischen Entzündungsparameter (Leukozytose, CRP↑, BSR↑)
- bei hämatogener Aussaat „septische" Temperaturen
- bei der chronischen Form Fistelbildung und Fistelpersistenz über viele Jahre möglich (Sequesterbildung und u.U. spontane Abstoßung)

Röntgen:

- im Frühstadium periostale Reaktionen, später größere Osteolysen möglich, Sklerosierung avitaler Knochenbezirke / Sequester

Therapie:

- Ruhigstellung, ggf. Bettruhe und Abnahme von Blutkulturen (im Fieberanstieg!)
- sofortige Revision und radikales Debridement (Entfernung von Sekret, Blut und avitalem / infiziertem Gewebe/ Knochen)
- Entfernung der <u>instabilen</u> Osteosynthematerialien und Ersetzen durch Fixateur externe
- <u>Stabile Osteosynthesen werden belassen!</u>
- bei übergreifender Infektion auf die Markhöhle erfolgt die systemische Antibiotikagabe sowie nach Auf- und Ausbohren der Markhöhle die Anlage einer Spül-Saug-Drainage bzw. die Einlage von Antibiotikaträgern (Vliese, Zement)
- Vakuumversiegelung infizierter Wunden
- nach Infektsanierung knöcherne Rekonstruktion (autologe Spongiosa, Segmenttransfer)

- die begleitende Antibiotikagabe dient sowohl der Behandlung der allgemeinen Infektionssymptome wie z.B. Fieber, als auch der Sanierung des Streuherdes / Fokus
- eine zunächst blind begonnene Therapie sollte entsprechend dem Resistogramm korrigiert / optimiert werden
- bei Eingriffen in der septischen Chirurgie ist eine großzügige perioperative Antibiotikagabe indiziert, da durch die operative Manipulation eine Bakteri- / Septikämie zu erwarten ist

b) Pseudarthrosen (non union)

Definitionen: - Pseudarthrosen, wenn nach 6-8 Monaten keine Heilung erfolgt ist
- Vorstufen: - verzögerte Frakturheilung (delayed union), wenn Regelheilungszeit verstrichen
- gestörte Frakturheilung, wenn erkennbar wird, dass die Heilung atypisch abläuft (Ergebnis gefährdet)

Ursachen: mechanisch / biologisch: ungenügende Ruhigstellung, Interposition von Weichteilen, knöcherner Defekt, Minderdurchblutung, Infektionen; medikamenteninduziert: (Cortison / Zytostatika) oder durch Kombination dieser Faktoren

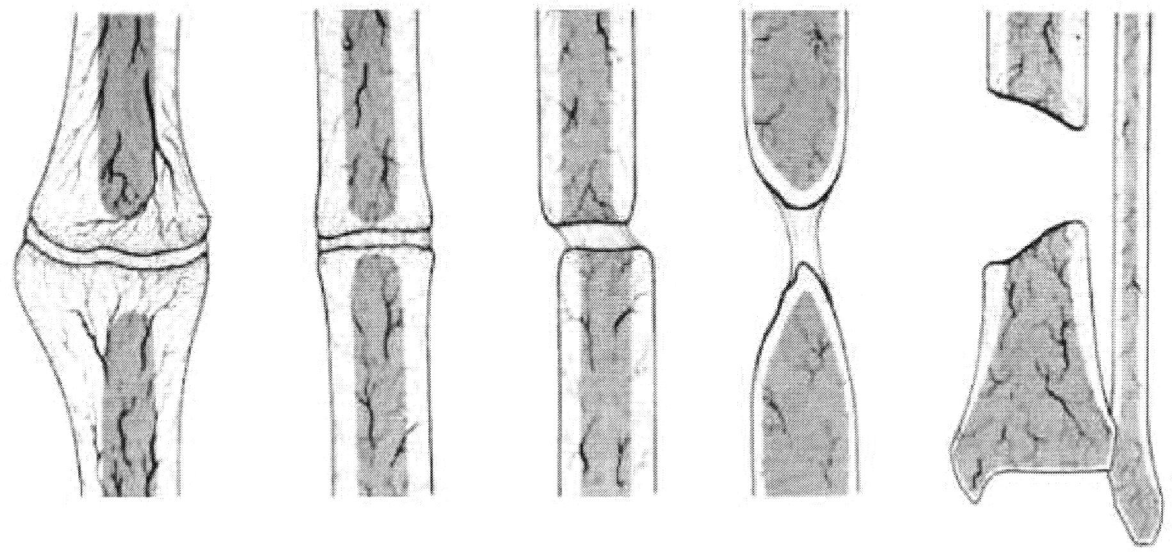

a) b) c) d) e)

Abb.37: Formen der Pseudarthrosen

a) hypertroph: sehr gute Vaskularität + mangelhafte Ruhigstellung oder verfrühte Beanspruchung
callusreich → „Elephantenfuß“

b) eutroph: gute Vaskularität + ungenügende Ruhigstellung
callusarm → „Pferdefuß“

c) oligotroph: ausreichende Vaskularität + ungenügende Ruhigstellung

d) atrophe Pseudarthrose: gestörte / fehlende Vaskularität, Ruhigstellung ohne Einfluß
keine / „erschöpfte“ osteogene Potenz → „Nekropseudarthrose“ (auch bei Infekt!)

e) Defektpseudarthrose : Substanzdefekt entweder primär oder sekundär durch Infektion (atroph)

- **a)+ b)+c) : vitale Pseudarthrose**

  Therapie: Korrektur der Immobilisation / Stabilisation (konservativ / operativ) oder Verfahrenswechsel

- **d)+ e) : avitale Pseudarthrose**

  Therapie: Weichteilsanierung, evtl. Weichteilplastik
  absolute Stabilisierung (Fixateur interne oder externe)
  Resektion nekrotisch / avitaler Gewebeanteile
  Spongiosaplastik und u. U. Dekortikation
  Segmenttransfer

Bedingungsgefüge der Frakturheilung bzw. Störungen:

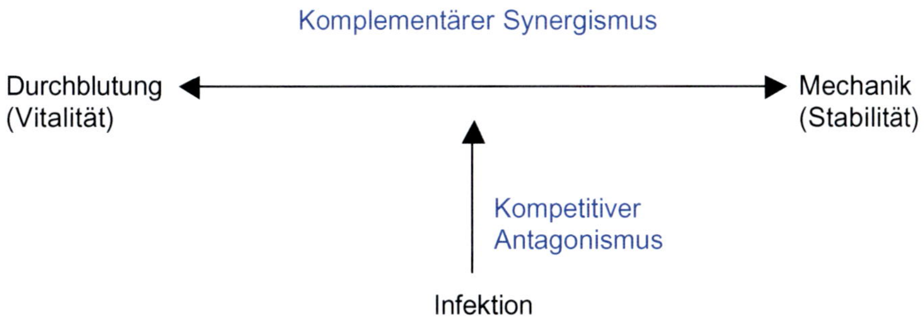

c) Kompartment- Syndrom

Druckerhöhung in einem volumenbegrenzten Raum mit primärer oder sekundärer Schädigung darin befindlicher Gewebe → Gewebsischämie / -tod. **Entscheidend ist die Größe der arterio-kompartimentären Druckdifferenz !**
(Ausmaß abhängig von Höhe des relativen Logendrucks und der Zeit)

Hauptlokalisation:
Loge des M. tibialis ant.
Loge der tiefen Beuger am Unterschenkel
Loge der Unterarmbeuger (Volkmannsche ischämische Kontraktur)

am Fuß häufig übersehen !

Entstehung:
Zunahme des Kompartmentinhaltes durch Hämatom, Ödem, nach Trauma / Frakturen
Abnahme / Reduktion des Kompartmentvolumens durch äußere Einengung (Verbrennungsnekrosen, Verbände)
Merke: starke sportliche Belastung kann auch ohne Trauma ein Kompartmentsyndrom auslösen (Hyperämie, Ödem)

Klinik:

drohendes Kompartmentsyndrom	manifestes Kompartmentsyndrom
heftiger Schmerz, korreliert nicht mit dem Ausmaß der Grunderkrankung / Verletzung	unstillbarer Schmerz, Bewegungsunvermögen, ausgeprägter Dehnungsschmerz
pralles Kompartment; gespannte glänzende Haut (kann fehlen); Palpation und Muskeldehnung sind schmerzhaft; periphere Durchblutung und Innervation sind (noch!) ungestört	erhöhter Dauerdruck führt zu sensiblen Störungen im Gebiet der durch das Kompartment laufenden Nerven; motorische Ausfälle und periphere Durchblutungsstörung sind Spätsymptome; Muskel- und Gewebsnekrosen!

Diagnostik:
Daran denken und kritisch prüfen!
klinische Untersuchung (Palpation, Funktionsprüfung, Schmerzbewertung)
Logendruckmessung: Normalwert unter 10 mm Hg (≅ mittl. Venendruck)
bis 30 mm Hg drohendes Kompartment- Syndrom
ab 30 mm Hg manifestes Kompartment- Syndrom
(in der Peripherie weniger→ ab 20mmHg)
→ in Abhängigkeit vom aktuellen arteriellen Blutdruck (Schock!)

Therapie:
drohendes Kompartment- Syndrom
Entfernung aller zirkulären Verbände
flache Lagerung der Extremität
vorsichtige lokale Kühlung
ständige Kontrolle und Dokumentation des klin. Befundes
stündliche Druckmessung (aller bedrohten Kompartimente)

manifestes Kompartment- Syndrom
sofortige ausgedehnte Faszienspaltung (Dermatofasciotomie)!
Cave : Lieber eine Dermatofasciotomie zu viel als eine zu wenig!

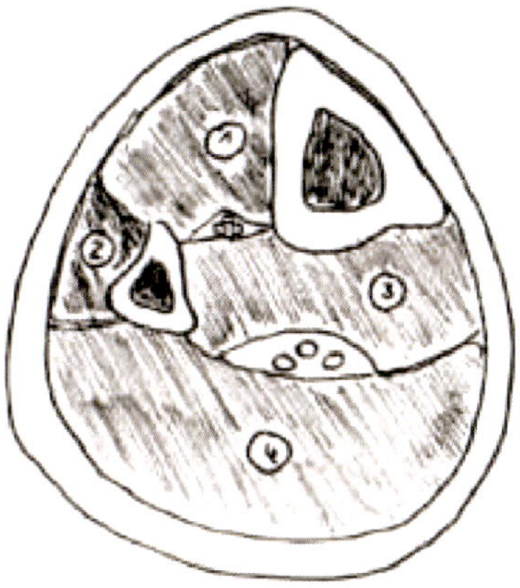

Abb.38: Schnittbilddarstellung des Unterschenkels, 1) Tibialis ant. Loge, 2) Peronaeus-Loge, 3) tiefe Beugerloge, 4) oberflächliche Beugerloge

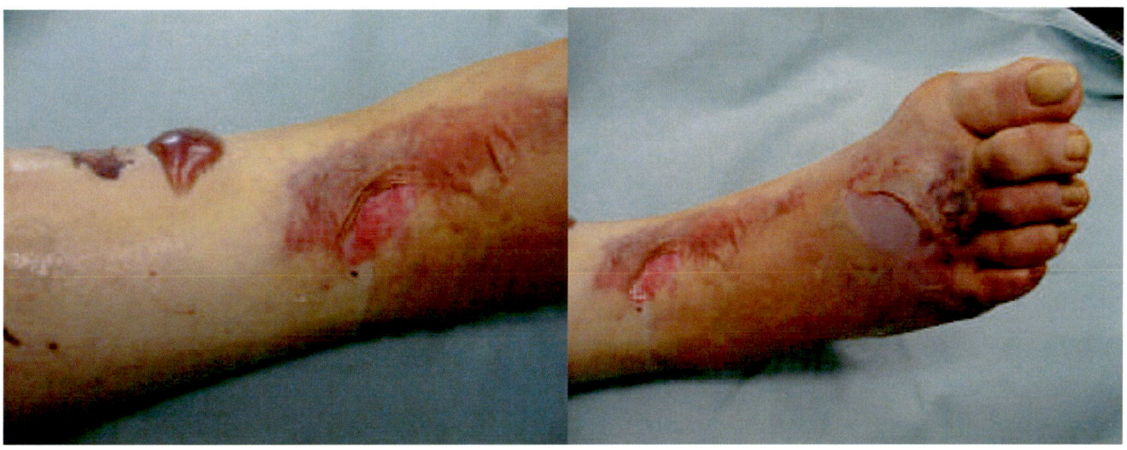

Abb.39: extreme Schwellung, Spannungsblasen und livide Verfärbung bei Kompartmentsyndrom des Unterschenkels (Spätstadium!)

d) Sudeck-Syndrom

Synonyme: Algodystrophie, Sudecksche Dystrophie, Sympathische Reflexdystrophie u.v.a.m.

Entstehung: vegetative Fehlsteuerung der Durchblutung aller Gewebe; häufig nach gelenknahen Frakturen, wiederholten Repositionsmanövern oder zu früh einsetzender schmerzhafter Nachbehandlung;
aber auch nach Bagatelltraumen oder Immobilisation bzw. einengenden Verbänden;

an Hand und Unterarm, aber auch Schulter, Kniegelenk (Patella) und Fuß.

Pathomechanismus noch nicht endgültig geklärt!
(vermutlich starke psychovegetative Komponente, „Fehlverarbeitung")

Bevorzugt sind Patientinnen über 40, jedoch alle Altersgruppen und beide Geschlechter betroffen!

Bei Kindern extrem selten!

Klinik: die Erkrankung verläuft in 3 Stadien (siehe Tabelle IV)

Stadium	Klinik	Therapie
1 2-8 Wochen nach Trauma (u.U. schon nach Tagen) **Hyperämie**	Akute Phase: Hyperämie, Ruhe- und Bewegungsschmerz, Hyperhidrosis, teigiges Ödem, Rötung und Überwärmung der Haut Rö: unauffällig oder diskret rarefizierte subchondrale Spongiosa	angenehme Ruhigstellung, Hochlagerung, Antiphlogistika, Analgetika, keine Massagen, keine passiven Bewegungen, Sedativa, Sympathikusblockade, Calcitonin, Guanethidin Rückbildung möglich!
2 1-3 Monate nach Trauma **Dystrophie**	Dystrophe Phase: Bewegungsschmerz und -einschränkung, Ödemrückgang, blasse und kühle Haut, Muskelatrophie Rö: fleckige Entkalkung des Knochens	Aktive Bewegungen bis zur Schmerzgrenze, Antiphlogistika, körperwarme Bäder Rückbildung meist nur unvollständig!
3 3-6 Monate nach Trauma **Atrophie**	Atrophe Phase: Haut blaß und/ oder pergamentartig; Muskel- und Weichteilatrophie, Kontrakturen Rö: diffuse Osteoporose („Glasknochen")	Aktive Übungstherapie, Quengelschienen, palliative operative Eingriffe Defektheilung unvermeidlich!

Tab.: IV Stadieneinteilung des Sudeck- Syndroms

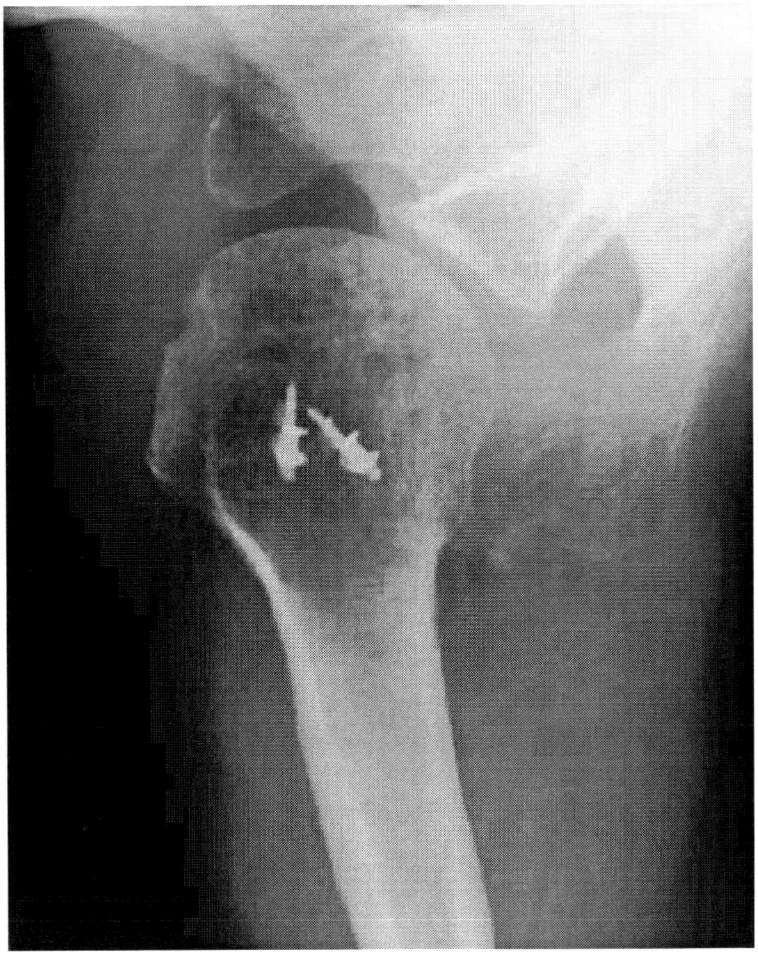

Abb.40: fleckförmige Entkalkung des Humeruskopfes bei M. Sudeck nach operativer Refixation der Rotatorenmanschette

Läsionen von Bändern, Binnenstrukturen der Gelenke und Sehnen

Traumatische Bandläsionen entstehen meist stumpf durch starken Längszug, seltener durch direkte, scharfe Verletzungen (Schnittverletzungen).

Es werden 3 Grade der Schädigung nach stumpfer Gewalt unterschieden.

Zerrung (GradI):	geringgradige Überdehnung der Elastizitätsgrenze, nur elektronenmikroskopisch sichtbare Risse der Kollagenfasern (starker Schmerz, stabil, ggf. Hämatom)
Dehnung (Grad II):	starke Überschreitung der Elastizitätsgrenze, makroskopisch sichtbare Risse und Einblutungen (Schmerz, Hämatom, leichte Instabilität / Aufklappbarkeit)
Ruptur (Grad III):	partielle oder vollständige Kontinuitätsunterbrechungen (mäßiger Schmerz, Hämatom, Hämarthros, Instabilität)

Gelegentlich halten die Bandstrukturen den äußeren Beanspruchungen stand, es kommt dann zu knöchernen Ausrissen an Ursprung oder Ansatz.

Die Therapie der Bandverletzungen besteht heute überwiegend in einer konservativ- funktionellen Behandlung. Dabei werden nach einer eventuellen kurzzeitigen Ruhigstellung (bis zum Abklingen des akuten Schmerzes und der Schwellungen) spezielle Funktionsschienen (Orthesen) verwendet. Unter diesem Schutz können die betroffenen Bandstrukturen verheilen, bei gleichzeitiger freier Beweglichkeit des Gelenkes in den anderen physiologischen Ebenen.

Operative Behandlungsmethoden (durch Naht, Refixation, plastische Rekonstruktion oder Ersatzplastiken) kommen in speziellen Fällen und bei rezidivierenden Verletzungen mit chronischer Instabilität zum Einsatz.

Verletzung des Acromioclaviculargelenkes

Bänder / Strukturen des Schultereckgelenkes: Ligg. acromioclavicularia und coracoclavicularia, Discus articularis

Entstehung:	häufig durch Sturz auf die Schulter mit adduziertem Arm, Schlag auf die Schulter
Klinik:	immer im Vergleich zur Gegenseite (Claviculahochstand, Klaviertastenphänomen, Hämatom, Schmerz, Weichteilschwellung)
Diagnostik:	Röntgen- Panoramaaufnahme beider Schultern mit Belastung

Einteilung nach **Tossy**:

Tossy I:	Bänderzerrung, Schmerzen, lokale Schwellung, keine Funktionseinschränkung, Röntgen unauffällig
Tossy II:	Zerreißung des Lig. acromioclaviculare, Zerrung des Lig. coracoclaviculare, alle Bewegungen im Schultergelenk schmerzhaft, laterale Clavicula etwas hochstehend, im Röntgen steht Clavicula gegen Acromion etwa um halbe Schaftbreite höher, AC- Gelenkspalt verbreitert, coracoclaviculäre Distanz seitengleich

Tossy III:	Zerreißung der Ligg. acromioclaviculare und coracoclaviculare sowie des Discus articularis (deutlicher Claviculahochstand, Klaviertastenphänomen, dauerhafte Instabilität) im Röntgen Sprengung des AC- Gelenkes, Claviculahochstand, Abstand Clavicula- Coracoid vergrößert

Therapie:

konservativ:	bei Tossy I und II und bei fast allen Tossy III- Verletzungen, ambulante Behandlung im Gilchristverband + ggf. Analgetika bis Schmerzfreiheit (max. 7-10 Tage), dann funktionell
klassisch-konservativ:	noch gültige Empfehlung (jedoch zunehmend in Diskussion): Die Therapie (Pflasterzügel; Thorax- Abduktionsgips + Pflasterzügel) kann zur Heilung führen (6-8 Wochen). Da sie aufgrund des Komfort- Denkens nicht mehr akzeptiert wird, ist sie bereits fast vergessen worden.
operativ:	bei ausgeprägter Luxation und sportlich Aktiven sowie Überkopf- und Schwerarbeitern, Bändernaht, kombiniert mit temporärer Fixierung des AC-Gelenkes mit K-Draht-Schienung, Schraube oder Spezialplatten (Haken- / Rüsselplatte)

Es bestehen kaum Unterschiede im Langzeitergebnis nach kons. oder op. Therapie! (leichte bis mäßiggradige Beschwerden bei Belastung; röntgenologisch Arthrosis deformans des ACG; kosmetische Beeinträchtigung durch OP- Narbe oder Claviculahochstand bei konservativ- funktioneller Behandlung)

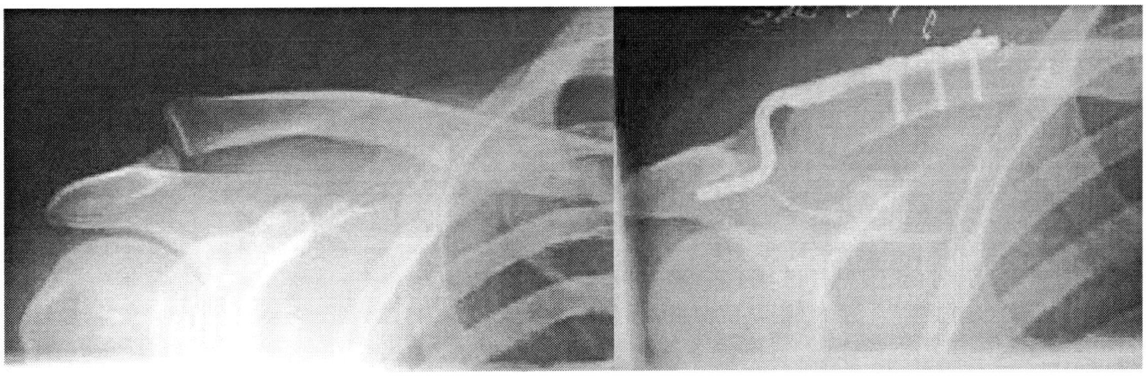

Abb. 41: Tossy III- Verletzung rechts und operative Versorgung mit einer Hakenplatte und Naht des Lig. acromioclaviculare und der Ligg. coracoclavicularia

Bandverletzungen des Kniegelenkes

Ursachen:

- indirekte Gewalteinwirkung in leichter Beugestellung des Kniegelenkes, oft mit Abduktions- oder Außenrotationsstress verbunden (Innenrotation→ Kreuzbandverletzung; Außenrotation → Seitenbandverletzung; sagittale Translation → Verletzung von vorderem und / oder hinterem Kreuzband)
- direkte Gewalteinwirkung durch Schlag oder Stoßstangenverletzung in Verbindung mit knöchernem Ausriss der Bänder

3 Formen:

a) Zerrung

- kein Stabilitätsverlust (am häufigsten Innenband)
- stechender Schmerz beim Unfall, danach deutliche Besserung, später erneute Verstärkung
- lokaler Druckschmerz am Bandansatz
- funktionelle Therapie mit Salbenverband

b) Dehnung

- Teileinrisse der ligamentären Strukturen
- leichte- mäßige Instabilität und vermehrte Aufklappbarkeit von 3° - 5° im Seitenvergleich
    - Hämatom, ödematöse Schwellung im Bandverlauf
    - schmerzhafte Ab- oder Adduktion
    - oft Hämarthros
    - konservative Therapie (funktionell in Orthese)

c) Bänderrisse

einfache Instabilitäten
(nur in einer Ebene / Richtung)

- Valgusinstabilität: isolierte Ruptur d. Innenbandes (med. Aufklappbarkeit)
- Varusinstabilität: isolierte Ruptur d. Außenbandes (lat. Aufklappbarkeit)
- sagittale Instabilität: Riß d. vorderen Kreuzbandes (vordere Schublade, Lachmanntest)

  Riß d. hinteren Kreuzbandes (hintere Schublade)

Rotations- oder
Komplexinstabilitäten

am häufigsten:

- unhappy triad: Ruptur von med. Seitenband, vorderem Kreuzband und Innenmeniskus
- pentade malheureuse interne (Ruptur von Innenband, vorderem und hinterem Kreuzband, beiden Menisci, Kapsel)

Diagnostik:

1. Klinische Untersuchung (s. Abb.42)
2. Röntgenaufnahme des Kniegelenkes in 2 Ebenen zum Ausschluß von knöchernen Läsionen / Bandausrissen (z.B. Stieda- Pellegrini-Schatten bei Ausrissen des inneren Seitenbandes oder Abriß der Mm. adductor magnus oder gracilis an der medialen Femurepiphyse), ggf. Spezialaufnahmen (Kondylentunnel bei Ausrissen der Kreuzbänder)
3. bei ausgeprägten oder unklaren Befunden MRT
4. Arthroskopie

Therapie:

konservativ:

- Versorgung mit Knieorthese mit limitierter Bewegung (ROM= range of motion)
- bei Kreuzbandruptur Kräftigung d. M. quadriceps zur Kompensation und muskulären Führung d. Knies

operativ:

Seitenbänder
- Adaptionsnähte und funktionelle Nachbehandlung mit ROM
- bei knöchernem Aus- / Abriß Fixation mit Schrauben / Ankersystemen

Kreuzbänder
- Reinsertion durch transossäre Fixation und Augmentation mit Sehne / alloplast. Material
- bei Rissen im mittleren Drittel primär evtl. Naht+ Augmentation, sonst frühsekundär (6.-10. Woche) plastischer Bandersatz (z.B. Lig .- patellae- Plastik in „Brückner"- Technik) in Abhängigkeit von Symptomatik und Instabilität

Bei Versagen der konservativen Therapie u. fortbestehender Instabilität erfolgt gleichfalls eine Plastik !
Asymptomatische Kreuzbandrupturen müssen nicht operiert werden !

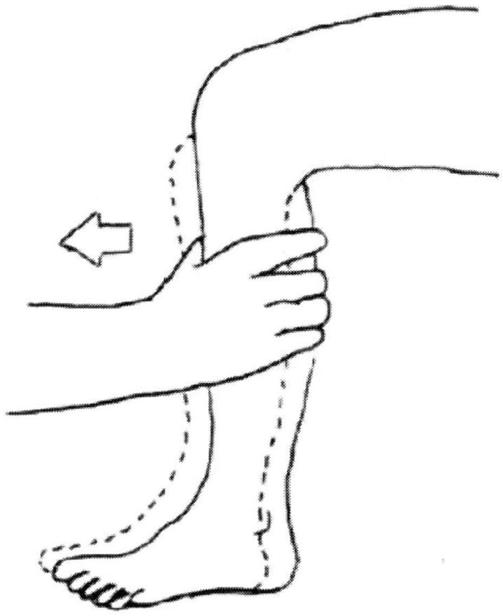

Abb.42: Prüfung des Schubladenphänomens bei Verdacht auf vordere Kreuzbandläsion

Meniskusläsionen

Prädilektionsstellen sind das Hinterhorn des halbmondförmigen Meniscus medialis sowie die Pars intermedia des ringförmigen Meniscus lateralis

Entstehung: selten durch direkte (Tibiakopffraktur) , meist durch indirekte Gewalt (z.B. Verdrehung des Oberschenkels gegen den fest stehenden Unterschenkel bzw. umgekehrt, meist mit Beuge- / Streckmechanismus), Innenmenicus häufiger betroffen als Außenmeniscus

Klinik: Druckschmerz in Gelenkspalthöhe im Bereich der Läsion, Schwellung, federnde Fixation, „ Einklemmung", Beuge- und Streckhemmung, evtl. Kniegelenkserguß mit tanzender Patella

Diagnostik: genaue Anamnese ist wichtig !

Meniskuszeichen: beruhen auf Schmerzprovokation bei Kompression des Meniscus

Steinmann I: Knie rechtwinklig gebeugt,
- Schmerz am medialen Gelenkspalt bei Außenrotation der Tibia = Läsion des Meniscus medialis
- Schmerz am lateralen Gelenkspalt bei Innenrotation der Tibia = Läsion des Meniscus lateralis

Steinmann II:
- wandernder Schmerz über dem verletzten Meniskus bei Beugung aus Streckstellung

Payr- Zeichen:
- Patient sitzt im Schneidersitz, Druck auf Innenseite des Kniegelenkes, Schmerz bei Innenmeniskusläsion

Apley-Grinding Test:
- in Bauchlage, das Knie rechtwinklig gebeugt, passive Rotation des Unterschenkels unter Druck gegen die Femurkondylen, je nach Läsion Schmerz innen oder außen

Kniegelenkspunktion bei Erguß: Hämarthros ?!

Röntgen, MRT, Arthroskopie (diagnostisch- therapeutisch)

Therapie: Gipsruhigstellung nur bei kleinen peripheren Randrissen, Arthroskopische Entfernung der frei flottierenden Teile bei Lappen- oder Längsrissen („Korbhenkelriss"), Meniskusnaht (offen oder arthroskopisch → nur bei basisnahem Riss und jüngeren Patienten unter 40 Jahren sinnvoll), Meniskektomie bei ausgedehnter Läsion oder Mehrfachrissen

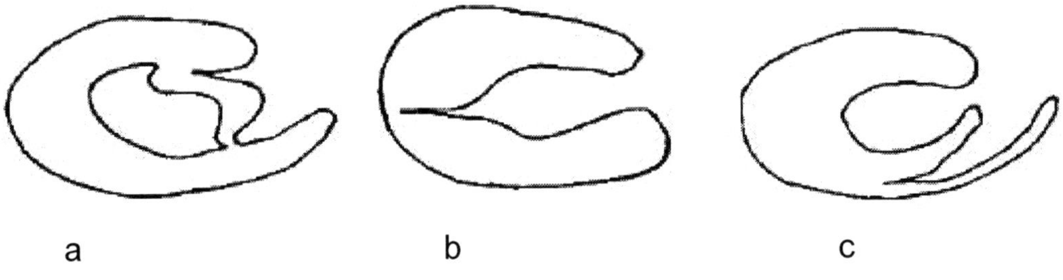

Abb.43:Typen der Meniskusverletzungen
a) Korbhenkelriss; b) Radiärriß; c) vorderer Lappenriss

Verletzungen des fibulotalaren Bandapparates

Entstehung: meist Supinationstrauma des oberen Sprunggelenkes (OSG), oft auch Kombination mit Flexion / Dorsalextension und / oder Inversion / Eversion des Fußes; isolierte Zerreißungen des Ligamentum fibulocalcaneare sind sehr selten, meist rupturiert zuerst das Ligamentum fibulotalare anterius!

Klinik:
- Druckschmerz, Schwellung und Hämatom
- Schmerzzunahme bei Supination / Adduktion
- Fuß häufig schmerzbedingt nicht belastbar
- evtl. Instabilität des oberen Sprunggelenkes im Seitenvergleich

Diagnostik:
- Röntgen OSG a.p. und seitlich
- bei Ausschluß einer Fraktur werden „gehaltene Aufnahmen" („Stressaufnahmen") a.p. und seitlich mit jeweils 15kp angefertigt
- eine laterale Aufklappbarkeit (LA) von mehr als 10° im a.p.-Strahlengang dient als Hinweis auf eine Ruptur des Ligamentum fibulocalcaneare
- ein vermehrter Talusvorschub (TV) von mehr als 10mm entspricht einer Ruptur des Ligamentum fibulotalare anterius
- eine komplette laterale Instabilität mit zusätzlicher Ruptur des Ligamentum fibulotalare posterius gilt bei einer lateralen Aufklappbarkeit von mind. 30° und einem Talusvorschub von mind. 15mm als bewiesen
- bei Befunden mit 5-10° lateraler Aufklappbarkeit und 5-10mm Talusvorschub sind Kontrollaufnahmen der Gegenseite notwendig

Therapie:

konservativ:
- da primäre Bandnähte keine Verbesserung der Ergebnisse / Stabilität zeigen, wird heute mehrheitlich eine konservativ- funktionelle Behandlung bevorzugt

- LA <10° und TV< 5mm → Bandage + Kälte + Schonung
- LA 10°- 30° und TV 5- 15mm → OSG- Orthese + Kälte + Schonung + frühfunktionelle Behandlung

- bei starker Schwellung / Schmerzen kurzzeitige Anlage einer Unterschenkel-longuette, Unterarmstützen und Heparin

primär operativ (Bandnaht oder Plastik):
- Syndesmosenruptur mit Sprengung der Knöchelgabel
- nicht reponible Talusluxation bei Ruptur aller 3 Bänder
  - M. peroneus- Sehnenluxation
  - ausdrücklicher Wunsch des Patienten (Leistungssportler) (Nachbehandlung dann wie bei konservativ- funktioneller Therapie notwendig!)

sekundär operativ (Bandplastik):
- chronische Instabilität bei wiederholten Bandläsionen

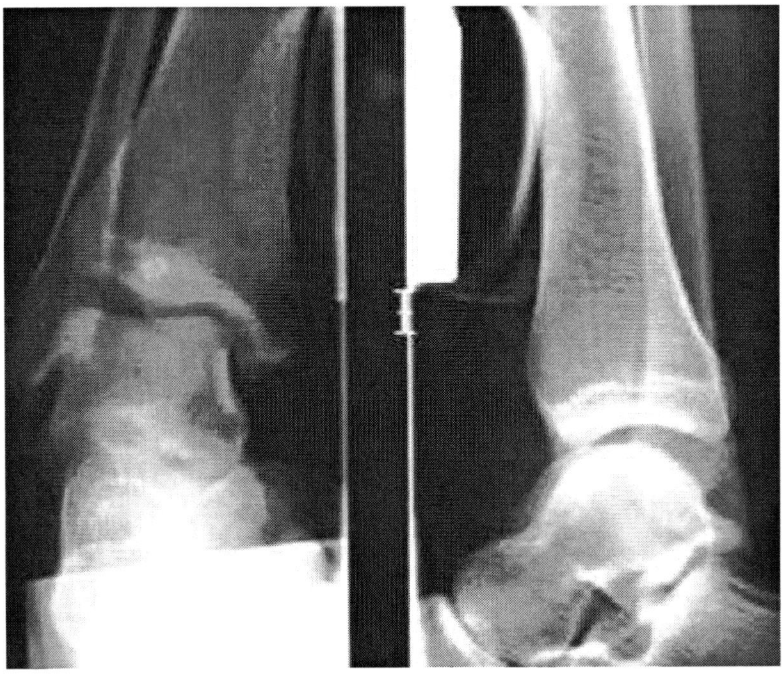

Abb.44: gehaltene Aufnahmen bei fibularer Bandruptur
(LA: 15°, TV: 8mm)

Sehnenverletzungen

Der Großteil der Sehnenverletzungen entsteht bei Sportunfällen. Meist ist eine plötzliche starke Anspannung der Sehne die Ursache. Die Läsionen werden fast immer durch degenerative Vorschäden des bradytrophen Gewebes begünstigt. Daneben kommen auch äußere Gewalteinwirkungen (Schlag / Tritt gegen die gespannte Sehne; Schnittverletzungen) vor. Die Einteilung der Schweregrade entspricht denen der Bänder (s.S. 58). Neben den intratendinösen Formen sind auch knöcherne Ausrisse der Sehnen möglich.

Bei der operativen Versorgung muss die Faserstruktur berücksichtigt werden. Es kommen spezielle Durchflechtungsnähte (z.B. nach Kessler- Kirchmayr) zur Anwendung. Sehnenabrisse werden durch Reinsertion therapiert.

Bizepssehnenruptur

96% der Bizepssehnenrupturen betreffen die lange Bizepssehne, 3% die distale Sehne, und nur selten ist die kurze Bizepssehne betroffen

Entstehung: der Riß der langen Bizepssehne resultiert meist aus alltäglichen Belastungen bzw. mäßigen Überlastungen bei Arbeit oder Bagatellverletzungen, Ursache dafür ist meist eine durch Verschleiß hervorgerufene degenerative Veränderung der Sehne, der Riß der distalen Bizepssehne ist überwiegend traumatisch oder durch akute Überlastung bedingt, auch hier meist vorbestehend degenerative Veränderungen

Klinik: Vorwölbung des retrahierten Muskelbauches, mäßig bis starke Kraftminderung in Ellenbogen und Schulter sowie bei Supination,
evtl. Hämatom, meist wenig Schmerzen, evtl. Missempfindungen im Unterarm (Medianus- Bereich)

Diagnostik: Untersuchung: sicht- und tastbarer Muskelbauch am proximalen Oberarm bei distalem Riß, am distalen Oberarm bei Riß der langen Sehne; Kraftminderung bei Beugung und Supination im Ellenbogengelenk, immer Vergleich zur Gegenseite ! Prüfung der Funktion des N. medianus und R. profundus n. rad.!

Röntgen: nur bei distaler Ruptur erforderlich um knöchernen Ausriss zu sichern / auszuschließen

Sonographie

Therapie: Rupturen der langen Bizepssehne werden i.d.R. konservativ behandelt → Kompensation durch das Caput breve, nur bei hohem Anspruch Reinsertion am proximalen Humerus (Schlüssellochtechnik / Knochennaht- Anker- System) oder durch Aufsteppen auf das Caput breve des Bizeps; die Versorgung der Ruptur der distalen Sehne erfolgt immer operativ durch Refixation an der Tuberositas radii (transossär; Knochennaht- Anker- System)

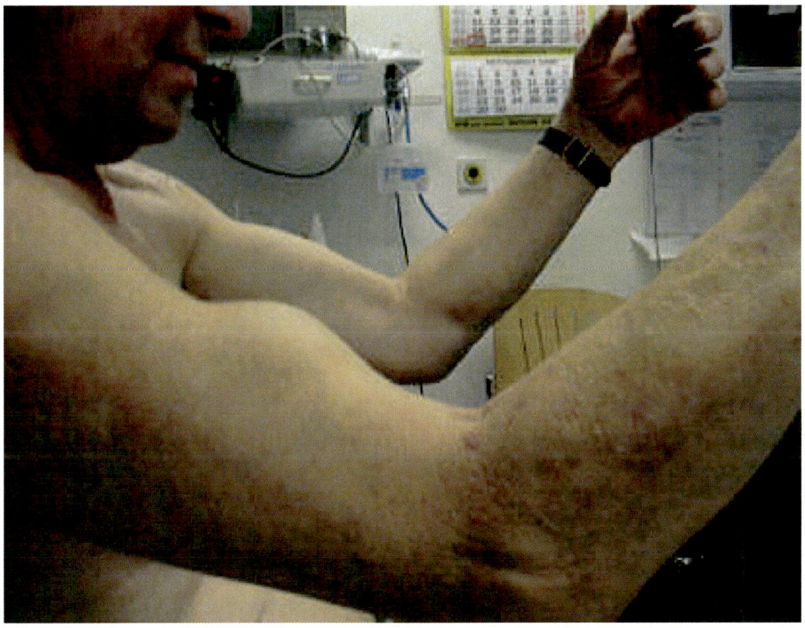

Abb. 45: klinisches Bild einer Bizepssehnenruptur

Achillessehnenruptur

Häufigste subcutane Sehnenruptur.

Entstehung: Resultat einer plötzlichen Kraftentfaltung oder Gewalteinwirkung auf die gespannte Sehne bzw. eines Fehltrittes (reflektorische Muskelkontraktion), setzt in der Regel degenerativen Vorschaden voraus

Anamnese / Klinik: hörbarer lauter Knall, stechender, rasch verschwindender Schmerz, Bewegungsunfähigkeit gegen Widerstand (Plantarflexion), Verdickung der Wadenmuskulatur

Diagnostik: Untersuchung: tastbare Delle an der Rupturstelle , Fallfuß in Bauchlage, Einbeinzehenstand nicht möglich, Thompson- Test negativ (keine Plantarflexion des Fußes bei Zusammendrücken der Wadenmuskulatur bei einem auf dem Stuhl knienden Patienten)

Sonographie → eindeutige Kontinuitätsunterbrechung

Röntgen zum Ausschluß einer knöchernen Beteiligung (in „Weichteiltechnik" werden Sehne und Ruptur sichtbar)

Therapie: i.d.R. operative Versorgung durch Sehnennaht oder Fibrinklebung, postoperative Ruhigstellung im Unterschenkelgips bzw. Achillessehnenorthese für 6 Wochen (2 Wochen Spitzfußstellung, danach schrittweise Abstufung bis zur 90° Stellung), Vollbelastung, krankengymnastische Beübung, Sportverbot für 3 Monate

In letzter Zeit häufig propagiert: die konservativ- funktionelleTherapie in Achillessehnenorthese (Spezialschuh). Voraussetzung ist die sonographisch nachgewiesene Adaptation der Sehnenstümpfe bei 30° Spitzfußstellung.

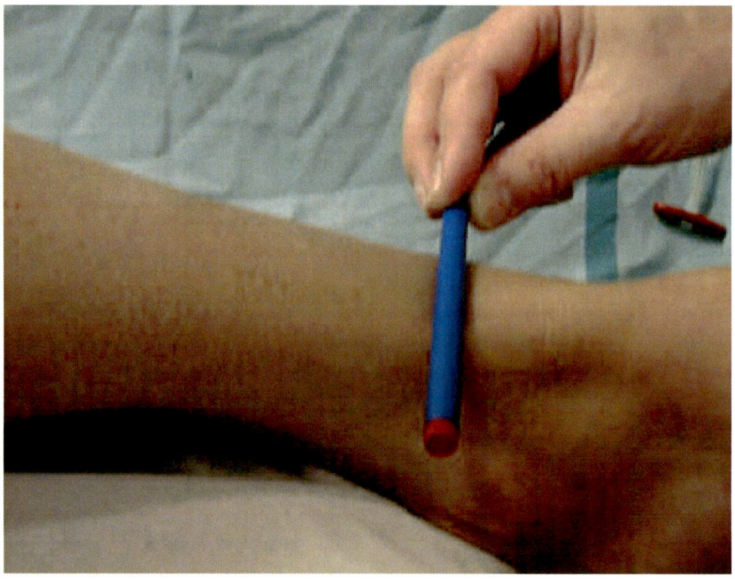

Abb.46: tastbare Kontinuitätsunterbrechung („Delle") bei Achillessehnenruptur

Verletzungen anderer Organsysteme

Verletzungen des Abdomens

stumpfes Abdominaltrauma

häufigste Ursachen:
- direkte Krafteinwirkung
- Dezelerationskräfte

penetrierendes Abdominaltrauma

häufigste Ursachen:
- Stichverletzung
- Schußverletzung
- Pfählungsverletzung

Organverletzungen gestaffelt nach Häufigkeit:

Milz, Leber, Niere, Dünndarm, Pankreas

Beachte: → stumpfes Bauchtrauma häufig bei polytraumatisierten Patienten!
→ Dünndarmverletzungen werden oftmals erst nach Eintritt einer Peritonitis diagnostiziert!
→ An eine zweizeitige Milzruptur sollte immer gedacht werden (Gefahr der tödlichen Blutung)!

Erste Maßnahmen am Unfallort:

- Überblick über Unfallhergang und Verletzungsmechanismus
- Prüfung und Stabilisierung der Vitalfunktionen
- orientierende Untersuchung
  - Prellmarken, Hämatome, Hautabschürfungen?
  - Auslösung von Schmerzen, Feststellen von Rippenfrakturen oder anderen begleitenden Verletzungen durch Palpation
  - Stabilitätsprüfung des Beckenringes

Diagnostik: → rektale Untersuchung: Vorwölbung des Douglas, Schmerzen bei peritonealer Reizung / Peritonitis; bei polytraumatisiertem Pat. infolge Analgosedierung / Narkose Schmerzangabe nicht verwertbar/ möglich/ zu erheben → Sonographie deshalb obligat
→ Perkussion: freie Luft führt zum Verschwinden der Leberdämpfung

Labor: → Blutbild, Elektrolyte, Gerinnung, GOP, GPT, a-Amylase, Urinbefund
Sonographie: → freie intraabdominelle Flüssigkeit?
Röntgen: → Abdomenübersicht, Beckenübersicht, CT, evtl. Angiographie
(Peritoneallavage) → mit mikroskopischer und laborchemischer Untersuchung auf Inhaltsstoffe/ Enzyme/ Fermente (Hinweis auf Organverletzungen)

Therapie beim stumpfen Bauchtrauma:

- bei intraabdomineller Massenblutung (kreislaufwirksam und therapierefraktär) oder bei Verdacht auf Verletzung von Hohlorganen bzw. parenchymatösen Organen (Peritonismus / Peritonitis) sofortige Laparotomie zur Lokalisation der Blutungsquelle und Blutstillung
- zur Lebenserhaltung sind dabei nicht selten partielle oder vollständige Organentfernungen notwendig (Milzexstirpation, Leberteilresektion, Segmententfernung des Darmes bei Verletzung der Mesenterialgefäße)
- bei stabilem Kreislauf und Hinweis auf Einriß an Milz oder Leber ist abwartendes Verhalten in OP-Bereitschaft möglich (engmaschige sonographische Kontrolle, Kreislaufmonitoring, Intensivtherapie / -überwachung)

Verletzung des Urogenitalsystems

1. Nierenverletzungen

Die Verletzungen der Niere können von einer Kontusion über eine transkapsuläre Ruptur bis hin zur Fragmentierung des Nierenparenchyms oder Verletzung des Nierenstieles oder aber auch zum totalen Nierenabriß reichen. Eine zweizeitige Ruptur nach Trauma kann auftreten mit verzögert einsetzender Symptomatik.

Symptomatik:
- Makrohämaturie (bei vollständigem Nierenstielabriß und Verlegung des Ureters durch Blutkoagel kann dieses Symptom fehlen)
- Schmerzen im costovertebralen Winkel, evtl. Hämatome sichtbar
- Abwehrspannung und Schockzeichen bei schweren Traumen
- schockbedingte Oligurie / Anurie

Diagnostik:
- Sonographie, Abdomenübersichtsraufnahme, i.v.-Urogramm, Angiographie, CT

Therapie:
- Kontusionen werden konservativ behandelt. Schwere Verletzungen werden mit dem Ziel der Organerhaltung / Teilresektion operiert. Bei vollständiger Nierenzertrümmerung erfolgt die Nephrektomie.

2. Ureterverletzungen

Selten Verletzung als Folge eines Unfalls (Becken-/ Azetabulumfrakturen), fast immer iatrogen.

Symptome:
- diffuse retroperitoneale Beschwerden einer Seite mit unterschiedlicher Stärke

Diagnose:
- i.v.-Urogramm, Sonographie, retrograde Harnleitersondierung Pyelographie

Therapie:
- operativ durch Harnleiternaht oder End-zu-End-Anastomose
- im Notfall temporäres Nephrostoma (Polytrauma)

3. Verletzungen der Harnblase

Intraperitoneale Blasenruptur (meist stumpfe Gewalteinwirkung), extraperitoneale Blasenruptur (durch Knochenfragmente bei Beckenfraktur).
→ Eine volle Blase ist leichter verletzbar als eine leere Blase!

Symptome:
- schmerzhafter Harndrang
- fakultativ blutige Anurie, Blase nicht tastbar, Bauchdecke gespannt
- bei intraperitonealer Ruptur Zeichen i.S. von Peritonismus später einer Peritonitis, bei extraperitonealer Ruptur Zeichen einer Beckenfraktur, Blasenregion druckschmerzhaft
- Infiltration von Blut und Urin in das Skrotum / große Labien / Perineum

Diagnose:
- rektale Untersuchung (Douglas)
- Röntgen: Beckenübersicht, i.v.-Urogramm, Zystographie

Therapie:
- Laparotomie, zweischichtiger Verschluß der Ruptur, perivesikale Wunddrainage, Urinableitung über Dauerkatheter (suprapubisch)

4. Harnröhrenverletzungen

→ Häufig bei Traumen in der Beckenregion.

- stumpfes perineales Trauma (direkte oder infradiafragmale Ruptur d. Harnröhre)
- Dezelerationskräfte beim Beckentrauma (indirekte Harnröhrenruptur mit supra- oder infradiafragmalen Ein- oder Abrissen v.a. beim Mann)

Symptome:

direkte Harnröhrenruptur:	- Blutung aus der Harnröhre (Hämorrhagie, nicht Hämaturie) - Harnverhaltung - Hämatom in Damm u. Skrotum / großen Labien
indirekte Harnröhrenruptur:	- Blutung in den retropubischen Raum

Beim Harnröhrenabriss steht die Harnblase faustgroß über der Symphyse!

Diagnose:	- routinemäßiger transurethraler Katheterismus gelingt nicht, dabei Blutaustritt - retrograde Urethrographie unter Durchleuchtung - Kein Katheterisierungsversuch!
Röntgen:	- Beckenübersichtsaufnahme (Fraktur?, Symphysenruptur?)
Therapie:	Primärversorgung! - bei Abriss: End-zu-End- Adaptation / Naht über Katheter - bei Einriss: Schienung über Katheter, - zusätzlich Urinableitung über suprapubischen Blasenkatheter - Drainage des Wundgebietes

Thermische Hitzeschäden

- primär den gesamten Organismus betreffend:
  - allgemeine Hyperthermie / Hyperpyrexie („hyperpyretischer Hitzschlag")
    Prodromi: Kopfschmerz, Hitzegefühl, nachlassende Schweißsekretion

  „Rote Hyperthermie" (Frühstadium) Temp.≥ 40°C
  - heiße, trockene gerötete Haut
  - Puls↑,RR↑, Atemfrequenz↑
  - Erregung, Halluzinationen
  - Therapie: Abkühlen, bilanzierte (Massiv-) Infusion, O2- Gabe, ITS
  - Prognose ernst, Letalität ca. 50%

  „Graue Hyperthermie" (Spätstadium) Temp. 42-46°C
  - heisse, trockene, blasse Haut
  - fliegender Puls, RR↓↓, Cheyne- Stokes- Atmung, Sopor, Koma, Krämpfe
    Exitus letalis im zentralen Versagen
  - Prognose im Vollbild infaust

- lokale Hitzeschäden („Verbrennungen"):

  - Grad 1: Combustio erythematosa
    - Rötung, Ödem, Oberfläche trocken, Spontanschmerz,
      Hypersensibilität, Hyperalgesie

  - Grad 2: Combustio bullosa
    a)
    - oberflächl.
    - Blasen goldgelb, Inhalt klar, serös, geröteter Randsaum
    - Spontanschmerz, Hyperästhesie, Hyperalgesie

    b)
    - tief
    - hämorrhagischer Blaseninhalt, oft bereits eröffnet,
      blutender,stellenweise blaß- weißer Blasengrund
      (oberflächl. Nekrose der Epidermis)
    - Spontanschmerz ?, Hyperästhesie / Hypästhesie

  - Grad 3: Combustio escharotica
    - Nekrose der Cutis / evtl. Subcutis
    - oberflächl. trocken, weiß / bräunlich (thermisch degeneriert)
    - Spontanschmerz ?, Hypo-, Insensibilität

  - Grad 4: Carbonisation / All- Schichten- Nekrose
    - starre, braun- schwarze, panzerartige Haut / Oberfläche

Besonderheit: Atemwegsverbrennung / Thermisches Inhalationstrauma
- von leichter Atemstörung (Pharyngo- Laryngo- Tracheitis) bis zu subglottischem und Lungenödem mit schwersten Ventilationsstörungen und nachfolgenden nekrotisierenden Pneumonien (vitale Bedrohung bis infauste Prognose möglich)

Schweregrade, klinische Symptomatik, Pathophysiologie und Prognose

Grad	Symptome	Histologie	Schädigungstiefe	Heilung
1	Rötung Schwellung Schmerzen	Hyperämie Vasodilatiation	Stratum corneum	ohne Narben
2 a	Blasen Schmerzen	Epidermisabhebung (Teilnekrose)	Stratum germinativum	ohne Narben
2 b	oberflächl. Nekrose Schorfbildung Schmerzen mäßig bis fehlend	oberflächliche Koagulationsnekrose intracutane Thrombose	Teilzerstörung des Corium	Narbenheilung bei Infektion Kontraktur Keloid
3	Nekrosen Totalzerstörung der Haut; kein Schmerz	schrumpfende Koagu- lationsnekrose aller Schichten	Corium, Subcutis Hautanhangsgebilde	nur bei Transplan- tation

Tab.: V

Verbrennungskrankheit

1. Schockphase: traumatisch, psychogen, Volumenmangel am 1. / 2. Tag
   Phase der Kapillarschädigung und Permiabilitätsstörung mit Austritt von Wasser, Elektolyten und Eiweißen → Schockzeichen (Volumenmangel → Dehydration, ZVD erniedrigt) am 2. und 3. Tag
2. Toxämische Phase: Rückresorption von Eiweißen, einschließlich der Verbrennungstoxine vom 2. / 3. bis 5. / 7. Tag
3. Infektionsgefahr der Körperoberfläche bis zum Ende der Überhäutung; bei Keiminvasion Gefahr der Septikotoxinämie mit Schädigung parenchymatöser Organe 8. / 10.Tag bis 3. Woche
4. Stadium der Rekonvaleszenz ab 4. Woche

Es besteht eine Abhängigkeit zw. Ausdehnung und Ausmaß der Verbrennungskrankheit

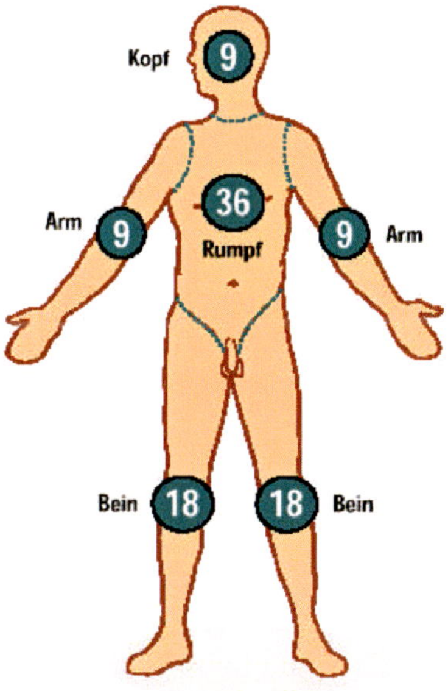

Eine einfache und doch ausreichend genaue Bestimmung der Flächenausdehnung bei Verbrennungen bietet die Abschätzung mit der Handfläche. Dabei entspricht eine Handfläche etwa1% der Körperoberfläche.

Ab 15% Körperoberfläche mit II.°-III.° Verbrennungen ist eine Behandlung in der Klinik erforderlich.
Sind Gesicht oder Hände betroffen, bzw. handelt es sich um Kinder, muss schon bei kleineren Flächen unter stationären Bedingungen therapiert werden!!

Abb. 47: Flächenausdehnung nach der „Neuner-Regel“ von Wallace

Therapie:

1. lokal

- lokale Kühlung mit Wasser (ca. 15°C für 15 min., um tiefere Hautschäden durch „Nachbrennen“ zu vermeiden
- Abdecken mit sterilen Tüchern oder Folien zum Kontaminationsschutz und Vermeidung von Auskühlung (allgemeine Hypothermie)auf dem Transport
- Escharotomie als Notfallmaßnahme
- antiseptische / antibiotische Salben
- Nekrektomie bei IIb und III° Verbrennungen + Kunsthautdeckung
- möglichst frühzeitige Hauttransplantation (Mesh-graft, Epithelaussaat)

2. systemisch:

- Infusions- und Schockbehandlung / „Bilanzierte Volumentherapie“
- (meist) Intubation + Beatmung / Analgosedierung
- Antibiotika + Tetanusimmunisierung
- Streßulcusprophylaxe
- Therapie der metabolischen Azidose
- Kontrolle der Nierenfunktion über Urinausscheidung

Bei Verbrennungen > 30% Körperoberfläche, des Gesichtes, von Kindern, alten oder abwehrgeschwächten Patienten sowie bei schweren Begleitverletzungen bzw. Inhalationsschäden soll die sofortige Einweisung in ein Verbrennungszentrum erfolgen!

Thermische Kälteschäden

a) lokaler Kälteschaden(Erfrierung)

Vasokonstriktion → Ödembildung → (u. U. Gefrieren d. Gewebswassers)
→ Gewebstot

Schweregrade:

I. Zyanose d. Haut, Sensibilitätsstörungen
II. Hyperämie mit Schmerz
III. Ischämie und Blasenbildung
IV. Gewebstod mit Anästhesie

Therapie: - langsames „zentrales“ Erwärmen; Sympathikolyse; Sauerstoffgabe; Hochlagerung d. Extremitäten; Fibrinolyse; Koagulationstherapie (Heparin)
- Blasen und Nekrosen werden behandelt wie jene nach Verbrennungen

b) allgemeine Unterkühlung (Hypothermie)

I. Muskelzittern + Hyperventilation (chem. Wärmeproduktion)
II. Zentralisation des Kreislaufs
III. Bewußtlosigkeit, Dyspnoe, Herzrhythmusstörungen (Kerntemperatur < 32°)
Tod (< 27 °C)

Therapie: Verhindern weiterer Wärmeverluste; allmähliche kontrollierte äußere Erwärmung (beachte Kerntemperatur); vorgewärmte Infusionen; u. U. komplette Intensivtherapie Vermeidung von Bewegungen (die Zentralisation d. Kreislaufs ist überlebenswichtig!!)

Verletzungen durch Säuren und Basen

· nach Unfall mit Säuren: - Koagulationsnekrosen (fest, trocken, rissig, meist oberflächlich) (Ausnahme Fluss- und Phosphorsäure? Kolliquationsnekrosen)

· nach Unfall mit Laugen: - Kolliquationsnekrosen (weiß, glasig, schmierig, tief)

→ Verdünnen durch Spülen mit Wasser

besser:

bei Säure: Milch, Natriumbikarbonat
bei Laugen: Essig, Zitronensaft

anschließend chirurgische Wundbehandlung (u.U.Excision und nachfolgend plastischer Wundverschluss)

Möglichkeiten der Hauttransplantation

Freie Hauttransplantate:

a) Vollhauttransplantate (Wolfe-Krause): aus Epidermis und Kutis ohne Subkutis bestehend, Einwachsen nur auf gut vaskularisiertem Gebiet gewährleistet (Hand, Gesicht, Fußsohle)

b) Spalthauttransplantate (Thiersch): mit Dermatomen in beliebiger Schichtdicke entnehmbar, anspruchsloser als Vollhauttransplantate, Einsatz bei großflächigen Wunden oder Verbrennungen, spezielle Form ist die mesh graft- Plastik (gitterförmiges Auseinanderziehen durch besondere Schnittführung möglich)

c) Reverdin- Plastik: mit Skalpell gewonnene Epidermisläppchen zur Deckung gut granulierter Defekte

Gestielte Plastiken

Gestielte Nahplastik

a) direkter Verschiebelappen

b) einfacher oder doppelter Rotationslappen
a) und b) dienen dem Defektverschluss im Nahbereich

c) Z- Plastik: Änderung der Verlaufsrichtung einer Narbe, Aufheben von Kontrakturen

Gestielte Fernplastiken

a) Flügellappen von Arm, Bein, Brust oder Bauch
Verlagerung des Lappens mit Stiel in den Defekt, Durchtrennung des Stiels nach 3 Wochen
b) Rundstiellappen: benötigt längere Einheilungszeit, eignet sich zur Deckung größerer Defekte

Freier Lappentransfer
(gefäß- und evtl. nerven-gestielt)
fascio- / myo- / osteomyocutan
wichtig bei großen traumatischen oder resektionsbedingten Weichteil- / Knochendefekten

Abbildungsverzeichnis:

Abb. 11: L. Schweiberer, Chirurgische Operationslehre Band VIII, Urban & Schwarzenberg München-Wien-Baltimore 1987

Abb. 37: B. G. Weber / O. Cech, Pseudarthrosen, Verlag Hans Huber Bern-Stuttgart-Berlin 1973